U0110987

中醫經典古籍 8

《神農本草經》
校注

清·孫星衍　孫馮翼　輯

周勁草　李　辰　郝　洋
闞　宇　馮秀梅　　校注

《神農本草經》序

《記》曰：醫不三世，不服其藥。鄭康成曰：慎物齊也。孔沖遠引舊說云：三世者，一曰《黃帝針經》，二曰《神農本草》，三曰《素女脈訣》。康成《周禮注》亦曰：五藥，草、木、蟲、石、穀也。其治合之齊，則存乎神農子儀之術，是《禮記注》所謂慎物齊者，猶言治合之齊，指本草諸書而言也。沖遠既引舊說，復疑其非鄭義過矣。

《漢書》引本草方術而《藝文誌》闕載，賈公彥引《中經簿》，有《子儀本草經》一卷，不言出於神農。至隋《經籍誌》，始載《神農本草經》三卷，與今分上、中、下三品者相合，當屬漢以來舊本。《隋誌》又載雷公《本草集注》四卷，《蔡邕本草》七卷，今俱不傳。自《別錄》以後，累有損益升降，隨時條記或傳合本文，不

相別白。據陸元朗《經典釋文》所引，則經文與《名醫》所附益者，合併為一，其來舊矣。

孫君伯淵偕其從子因《大觀本草》黑白字書，釐正《神農本經》三卷，又據《太平御覽》引經云，生山谷、生川澤者，定為本文，其有預章、朱崖、常山、奉高，郡縣名者，定為後人羼入。釋《本草》者，以吳普本為最古。散見於諸書徵引者，綴集之以補《大觀本》所未備，疏通古義，係以考證，非澹雅之才，沉鬱之思，未易為此也。

古者協陰陽之和，宣嬴縮之節，凡夫含聲負氣，以及倒生旁達，蠕飛蠕動之倫，胥盡其性，遇物能名，以達於利用，生生之具，儒者宜致思焉。《淮南王書》曰：地黃主屬骨，而甘草主生肉之藥也。又曰：大戟去水，葶藶愈張，用之不節，乃反為病。《論衡·言毒》曰：治風用風，治熱用熱，治邊用蜜、丹；《潛夫論》曰：治疾當真人參，反得支羅服，當得麥門冬，反蒸橫麥，已而不識真，合而服之，病以浸劇，斯皆神農之緒言，唯其贍涉者博，故引類比方，悉符藥論。

後儒或忽為方技家言，漁獵所及，又是末師而非往古，甚至經典所載鳥獸草木，亦輾轉而昧其名，不已慎乎！《後漢書・華佗傳》，吳普從佗學，依準佗療，多所全濟。佗以五禽之戲別傳；又載魏明帝使普為禽戲，普以其法語諸醫，疑其方術相傳，別有奇文異數。

今觀普所釋《本草》，則神農、黃帝、岐伯、雷公、桐君、醫和、扁鵲，以及後代名醫之說，靡不賅載，則其多所全濟。由於稽考之勤，比驗之密，而非必別有其奇文異數，信乎！非讀三世書者，不可服其藥也。世俗所傳黃帝、神農、扁鵲之書，多為後人竄易，余願得夫閱覽博物者為之是正也。因孫君伯仲校定《本草》，而發其端，至其書考證精審，則讀者宜自得之。

余姚邵晉涵序

序

儒者不必以醫名。而知醫之理，則莫過於儒者。春秋時，和與緩，神於醫者也。其通《周易》，辨皿蟲之義，醫也，而實儒也。世之言醫者，必首推神農，然使神農非與太乙遊，則其傳不正，非作赭鞭鈎鈆。巡五嶽四瀆，則其識不廣，非以土地所生萬千類，驗其能治與否，則其業不神，傳不正，識不廣。業不神，難曰取玉石草木禽獸蟲魚米穀之屬，歷試之，親嘗之，亦僅與商賈市販等耳，於醫乎何歟？吾故曰：神農，千古之大儒也。

考《崇文總目》，載《食品》一卷，《五臟論》一卷，皆係之神農。其本久不傳，傳之者，《神農本草經》耳，而亦無專本。唐審元衰輯之，《書錄解題》謂之《大觀本草》，《讀書誌》謂之《證類本草》。闕後繆希雍有《疏》，盧之頤

有《本草乘雅半偈》，皆以《本經》為之主。然或參以臆說，或益以衍斷，解愈紛，義愈晦，未有考核精審。卓然有所發明者，則證古難，證古而折衷於至是，為尤難。

孫淵如觀察，偕其從子鳳卿，輯《神農本草經》三卷，於《吳普》《名醫》外，益以《說文》《爾雅》《廣雅》《淮南子》《抱朴子》諸書，不列古方，不論脈證，而古聖殷殷治世之意，燦然如列眉。孔子曰，多識於鳥、獸、草、木之名，又曰致知在格物，則是書也。非徒醫家之書，而實儒家之書也，其遠勝於希雍之頤諸人也固宜。

或以《本草》之名始見《漢書‧平帝紀》《樓護傳》，幾有疑於《本草經》者。然神農始嘗百草，始有醫藥，見於《三皇紀》矣；因三百六十五種注釋為七卷，見於陶隱居《別錄》矣；增一百十四種，廣為二十卷，《唐本草》宗之；增一百三十三種，孟昶復加釐定；《蜀本草》又宗之。至郡縣，本屬後人所附益。《經》但云生山谷生川澤耳。

《洪範》以康寧為福，《雅頌》稱壽考萬

年，又何疑於久服輕身延年，為後世方士之說哉，大抵儒者之嗜學如醫然。淵源，其脈也；復審，其胗視也；辨邪正，定是非，則溫寒平熱之介也。觀察方聞綴學，以鴻儒名，海內求其著述者，如金膏水碧之珍，鳳卿好博聞，研丹吮墨，日以儒為事，則上溯之義皇以前，數千年如一日，非嗜之專且久而能然耶！故吾獨怪是編中，無所謂治書癖者，安得起神農而一問之。

嘉慶四年，太歲在己未，冬十月望日，
宣城張炯撰於瞻園之灌術莊

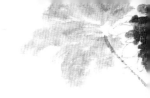

校訂《神農本草經》序

　　《神農本草經》三卷，所傳白字書，見《大
觀本草》。

　　按《嘉祐補注》序云：所謂《神農本經》
者，以朱字；《名醫》因《神農》舊條，而有增
補者，以墨字間於朱字。《開寶重定》序云：舊
經三卷，世所流傳，《名醫別錄》，互為編纂，
至梁貞白先生陶弘景，乃以《別錄》參其《本
經》，朱墨雜書，時謂明白。據此則宋所傳黑白
字書，實陶弘景手書之本。自梁以前，神農、黃
帝、岐伯、雷公、扁鵲各有成書，魏吳普見之，
故其說藥性主治，各家殊異，後人纂為一書，然
猶有旁注，或朱墨字之別，《本經》之文以是不
亂。舊說本草之名，僅見《漢書·平帝紀》及
《樓護傳》。

　　【予按】《藝文誌》有《神農黃帝食藥》七

卷，今本訛為《食禁》，賈公彥《周禮醫師疏》引其文，正作《食藥》，宋人不考，遂疑《本草》非《七略》中書。賈公彥引《中經簿》，又有《子儀本草經》一卷，疑亦此也。梁《七錄》有《神農本草》三卷，其卷數不同者，古今分合之異。

神農之世，書契未作，說者以此疑《經》，如皇甫謐言，則知四卷成於黃帝。陶弘景云：軒轅以前，文字未傳，藥性所主，嘗以識識相因，至於桐、雷乃著在於編簡，此書當於《素問》同類。其言良是。

且《藝文誌》農、兵、五行、雜占、經方、神仙諸家，俱有神農書，大抵述作有本，其傳非妄。是以《博物誌》云：太古書今見存，有《神農經》《春秋傳注》。賈逵以《三墳》為三皇之書，神農預其列。《史記》言：秦始皇不去醫藥卜筮之書，則此《經》幸與《周易》並存。顏之推《家訓》乃云：《本草》神農所述。而有豫章、朱崖、趙國、常山、奉高、真定、臨淄、馮翊等郡縣名，出諸藥物，皆由後人所羼，非本文。陶弘景亦云：所出郡縣，乃後漢時制，疑仲

景、元化等所記。

【按】薛綜注《張衡賦》引《本草經》：太一禹餘糧，一名石腦，生山谷。是古本無郡縣名；《太平御覽》引《經》云：生山谷或川澤。下云：生某山某郡。明「生山谷」，《本經》文也。其下郡縣，《名醫》所益。今《大觀》本，俱作黑字，或合其文，云「某山川谷」「某郡川澤」，恐傳寫之誤，古本不若此。仲景、元化後，有吳普、李當之，皆修此《經》。當之書，世少行用。《魏志・華佗傳》言「普從佗學」，隋《經籍志》稱《吳普本草》，梁有六卷。

《嘉本草》云：普修《神農本草》，成四百四十一種，唐《經籍誌》尚存六卷，今廣內不復存，唯諸書多見引據。其說藥性，寒溫五味最為詳悉。是普書宋時已佚，今其文唯見掌禹錫所引《藝文類聚》《初學記》《後漢書注》《事類賦》諸書。《太平御覽》引據尤多，足補《大觀》所缺，重是《別錄》前書，因採其文附於《本經》，亦略備矣。

其普所稱，有神農說者，即是《本經》《大觀》或誤作黑字，亦據增其藥物，或數浮於

三百六十五種，由後人以意分合，難以定之。其藥名，有禹餘糧、王不留行、徐長卿、鬼督郵之屬，不類太古時文。

【按】字書以禹為蟲，不必夏禹，其餘名號，或係後人所增，或聲音傳述，改古舊稱之致。又《經》有云：宜酒漬者。或以酒非神農時物，然《本草衍義》已據《素問》首言：以妄為常，以酒為漿。謂「酒自黃帝始」。

【又按】《文選注》引《博物誌》亦云：杜康作酒。王著《與杜康絕交書》曰：康，字仲寧，或云黃帝時人。則俱不得疑經矣。孔子云：述而不作，信而好古。又云：多識於鳥、獸、草、木之名。今儒家拘泥耳目，未能及遠，不睹醫經本草之書，方家循守俗書，不察古本藥性異同之說。又見明李時珍作《本草綱目》，其名已愚，僅取《大觀本》，割裂舊文，妄加增駁，迷誤後學。予與家鳳卿集成是書，庶以輔冀完經，啟蒙方伎，略以所知，加之考證。

《本經》云：上藥本上經，中藥本中經，下藥本下經。是古以玉石草木等，上、中、下品分卷。而序錄別為一卷。陶序朱書云：《本草經》

卷上注云：序藥性之源本，論病名之形論。卷中云：玉、石、草木三品。卷下云：蟲、獸、果、菜、米合三品。此名醫所改，今依古為次。

又《帝王世紀》及陶序稱四卷者，掌禹錫云：按：舊本亦作四卷。韓保升又云：《神農本草》上、中、下並序錄，合四卷。若此，則三四之異，以有序錄。則《抱朴子》《養生要略》《太平御覽》所引《神農經》，或云問於太乙子，或引太乙子云云，皆《經》所無。或亦在序錄中，後人節去之耳，至其經文或以癢為養、創為瘡、淡為痰、注為蛀、沙為砂、兔為菟之類，皆由傳寫之誤。據古訂正，勿嫌驚俗也，其辨析物類，引據諸書，本之《毛詩》《爾雅》《說文》《方言》《廣雅》諸子雜家，則鳳卿增補之力俱多云。

陽湖孫星衍撰

目 錄

卷一　上經‥‥‥‥‥‥‥‥‥‥23

丹砂‥‥‥‥‥24
雲母‥‥‥‥‥26
玉泉‥‥‥‥‥27
石鐘乳‥‥‥‥28
涅石‥‥‥‥‥29
硝石‥‥‥‥‥29
朴硝‥‥‥‥‥30
滑石‥‥‥‥‥31
石膽‥‥‥‥‥31
空青‥‥‥‥‥32
曾青‥‥‥‥‥33
禹餘糧‥‥‥‥33
太一餘糧‥‥‥34
白石英‥‥‥‥34
紫石英‥‥‥‥35
青石、赤石、黃石
白石、黑石脂等‥‥36
白青‥‥‥‥‥37
扁青‥‥‥‥‥37
菖蒲‥‥‥‥‥38
菊花‥‥‥‥‥39
人參‥‥‥‥‥39
天門冬‥‥‥‥40

甘草‥‥‥‥‥41
乾地黃‥‥‥‥42
朮‥‥‥‥‥‥42
菟絲子‥‥‥‥43
牛膝‥‥‥‥‥44
茺蔚子‥‥‥‥45
女萎‥‥‥‥‥45
防葵‥‥‥‥‥46
柴胡‥‥‥‥‥47
麥門冬‥‥‥‥48
獨活‥‥‥‥‥49
車前子‥‥‥‥49
木香‥‥‥‥‥50
薯蕷‥‥‥‥‥51
薏苡仁‥‥‥‥52
澤瀉‥‥‥‥‥52
遠志‥‥‥‥‥53
龍膽‥‥‥‥‥53
細辛‥‥‥‥‥54
石斛‥‥‥‥‥54
巴戟天‥‥‥‥55
白英‥‥‥‥‥55
白蒿‥‥‥‥‥56

赤箭……………………57
奄閭子…………………57
析蓂子…………………58
菥實……………………59
赤芝……………………59
黑芝……………………59
青芝……………………60
白芝……………………60
黃芝……………………60
紫芝……………………60
卷柏……………………61
藍實……………………62
芎藭……………………62
蘼蕪……………………63
黃連……………………64
絡石……………………64
蒺藜子…………………65
黃耆……………………66
肉蓰蓉…………………66
防風……………………67
蒲黃……………………67
香蒲……………………68
續斷……………………68
漏蘆……………………69
營實……………………69
天名精…………………70
決明子…………………70
丹參……………………71
茜根……………………72

飛廉……………………72
五味子…………………73
旋花……………………73
蘭草……………………74
蛇床子…………………75
地膚子…………………75
景天……………………76
茵陳……………………76
杜若……………………77
沙參……………………78
白兔藿…………………79
徐長卿…………………79
石龍芻…………………79
薇銜……………………80
雲實……………………81
王不留行………………81
升麻……………………82
青蘘……………………82
姑活……………………83
別羈……………………83
屈草……………………84
淮木……………………84
牡桂……………………85
菌桂……………………86
松脂……………………86
槐實……………………86
枸杞……………………87
柏實……………………88
茯苓……………………88

目
錄

榆皮⋯⋯⋯⋯⋯89　　石蜜⋯⋯⋯⋯⋯101

酸棗⋯⋯⋯⋯⋯90　　蜂子⋯⋯⋯⋯⋯102

蘗木⋯⋯⋯⋯⋯90　　蜜蠟⋯⋯⋯⋯⋯102

乾漆⋯⋯⋯⋯⋯90　　牡蠣⋯⋯⋯⋯⋯103

五加皮⋯⋯⋯⋯91　　龜甲⋯⋯⋯⋯⋯103

蔓荊實⋯⋯⋯⋯91　　桑螵蛸⋯⋯⋯⋯104

辛夷⋯⋯⋯⋯⋯92　　海蛤⋯⋯⋯⋯⋯104

桑上寄生⋯⋯⋯93　　文蛤⋯⋯⋯⋯⋯105

杜仲⋯⋯⋯⋯⋯93　　蠡魚⋯⋯⋯⋯⋯105

女貞⋯⋯⋯⋯⋯94　　鯉魚膽⋯⋯⋯⋯106

木蘭⋯⋯⋯⋯⋯94　　藕實莖⋯⋯⋯⋯107

蕤核⋯⋯⋯⋯⋯95　　大棗⋯⋯⋯⋯⋯107

橘柚⋯⋯⋯⋯⋯95　　葡萄⋯⋯⋯⋯⋯108

髮髲⋯⋯⋯⋯⋯96　　蓬蔂⋯⋯⋯⋯⋯108

龍骨⋯⋯⋯⋯⋯97　　雞頭實⋯⋯⋯⋯109

麝香⋯⋯⋯⋯⋯97　　胡麻⋯⋯⋯⋯⋯110

牛黃⋯⋯⋯⋯⋯98　　麻賁⋯⋯⋯⋯⋯111

熊脂⋯⋯⋯⋯⋯98　　冬葵子⋯⋯⋯⋯112

白膠⋯⋯⋯⋯⋯99　　莧實⋯⋯⋯⋯⋯112

阿膠⋯⋯⋯⋯⋯99　　瓜蒂⋯⋯⋯⋯⋯113

丹雄雞⋯⋯⋯⋯99　　瓜子⋯⋯⋯⋯⋯113

雁肪⋯⋯⋯⋯100　　苦菜⋯⋯⋯⋯⋯114

卷二　中經⋯⋯⋯⋯⋯⋯⋯⋯⋯⋯⋯⋯⋯⋯⋯115

雄黃⋯⋯⋯⋯116　　慈石⋯⋯⋯⋯⋯119

石流黃⋯⋯⋯117　　凝水石⋯⋯⋯⋯119

雌黃⋯⋯⋯⋯118　　陽起石⋯⋯⋯⋯120

水銀⋯⋯⋯⋯118　　孔公蘗⋯⋯⋯⋯120

石膏⋯⋯⋯⋯118　　殷蘗⋯⋯⋯⋯⋯121

鐵精……………………121　　白鮮……………………138

理石……………………122　　酸漿……………………138

長石……………………122　　紫參……………………139

膚青……………………122　　藁本……………………139

乾薑……………………123　　石韋……………………140

枲耳實…………………123　　萆薢……………………140

葛根……………………124　　白薇……………………140

栝樓根…………………124　　水萍……………………141

苦參……………………125　　王瓜……………………142

當歸……………………126　　地榆……………………142

麻黃……………………126　　海藻……………………143

通草……………………127　　澤蘭……………………143

芍藥……………………127　　防己……………………144

蠡實……………………128　　款冬花…………………145

瞿麥……………………129　　牡丹……………………145

元參……………………130　　馬先蒿…………………146

秦艽……………………130　　積雪草…………………146

百合……………………131　　女菀……………………147

知母……………………131　　王孫……………………147

貝母……………………132　　蜀羊泉…………………148

白芷……………………133　　爵床……………………148

淫羊藿…………………134　　假蘇……………………148

黃芩……………………134　　翹根……………………149

狗脊……………………135　　桑根白皮………………149

石龍芮…………………135　　竹葉……………………150

茅根……………………136　　吳茱萸…………………151

紫菀……………………136　　巵子……………………151

紫草……………………137　　蕪荑……………………152

敗醬……………………137　　枳實……………………152

厚朴⋯⋯⋯⋯⋯153　　柞蟬⋯⋯⋯⋯⋯165
秦皮⋯⋯⋯⋯⋯154　　蠐螬⋯⋯⋯⋯⋯166
秦菽⋯⋯⋯⋯⋯154　　烏賊魚骨⋯⋯⋯167
山茱萸⋯⋯⋯⋯155　　白僵蠶⋯⋯⋯⋯168
紫葳⋯⋯⋯⋯⋯156　　鮀魚甲⋯⋯⋯⋯168
豬苓⋯⋯⋯⋯⋯157　　樗雞⋯⋯⋯⋯⋯168
白棘⋯⋯⋯⋯⋯157　　蚢蝓⋯⋯⋯⋯⋯169
龍眼⋯⋯⋯⋯⋯158　　石龍子⋯⋯⋯⋯170
松蘿⋯⋯⋯⋯⋯158　　木蝱⋯⋯⋯⋯⋯171
衛矛⋯⋯⋯⋯⋯159　　蜚蝱⋯⋯⋯⋯⋯171
合歡⋯⋯⋯⋯⋯159　　蜚廉⋯⋯⋯⋯⋯171
白馬莖⋯⋯⋯⋯160　　䗪蟲⋯⋯⋯⋯⋯172
鹿茸⋯⋯⋯⋯⋯160　　伏翼⋯⋯⋯⋯⋯172
牛角䚡⋯⋯⋯⋯160　　梅實⋯⋯⋯⋯⋯173
羖羊角⋯⋯⋯⋯160　　大豆黃卷⋯⋯⋯174
牡狗陰莖⋯⋯⋯161　　生大豆⋯⋯⋯⋯174
羚羊角⋯⋯⋯⋯161　　赤小豆⋯⋯⋯⋯174
犀角⋯⋯⋯⋯⋯162　　粟米⋯⋯⋯⋯⋯175
燕屎⋯⋯⋯⋯⋯163　　黍米⋯⋯⋯⋯⋯175
天鼠屎⋯⋯⋯⋯163　　蓼實⋯⋯⋯⋯⋯176
蝟皮⋯⋯⋯⋯⋯164　　蔥實⋯⋯⋯⋯⋯177
露蜂房⋯⋯⋯⋯164　　薤⋯⋯⋯⋯⋯⋯177
鱉甲⋯⋯⋯⋯⋯164　　水蘇⋯⋯⋯⋯⋯177
蟹⋯⋯⋯⋯⋯⋯165

卷三　下經⋯⋯⋯⋯⋯⋯⋯⋯⋯⋯⋯⋯⋯⋯⋯⋯⋯⋯⋯179

附《吳普本草》⋯⋯180　　鉛丹⋯⋯⋯⋯⋯182
石灰⋯⋯⋯⋯⋯180　　粉錫⋯⋯⋯⋯⋯182
礜藻石⋯⋯⋯⋯181　　代赭⋯⋯⋯⋯⋯182

戎鹽⋯⋯⋯⋯⋯183　　澤漆⋯⋯⋯⋯⋯199
鹵鹽⋯⋯⋯⋯⋯183　　茵芋⋯⋯⋯⋯⋯199
白堊⋯⋯⋯⋯⋯184　　貫眾⋯⋯⋯⋯⋯199
冬灰⋯⋯⋯⋯⋯184　　蕘花⋯⋯⋯⋯⋯200
青琅⋯⋯⋯⋯⋯184　　牙子⋯⋯⋯⋯⋯201
附子⋯⋯⋯⋯⋯185　　羊躑躅⋯⋯⋯⋯201
烏頭⋯⋯⋯⋯⋯185　　商陸⋯⋯⋯⋯⋯202
天雄⋯⋯⋯⋯⋯187　　羊蹄⋯⋯⋯⋯⋯202
半夏⋯⋯⋯⋯⋯187　　萹蓄⋯⋯⋯⋯⋯203
虎掌⋯⋯⋯⋯⋯188　　狼毒⋯⋯⋯⋯⋯203
鳶尾⋯⋯⋯⋯⋯188　　白頭翁⋯⋯⋯⋯204
大黃⋯⋯⋯⋯⋯189　　鬼臼⋯⋯⋯⋯⋯204
葶藶⋯⋯⋯⋯⋯189　　羊桃⋯⋯⋯⋯⋯205
桔梗⋯⋯⋯⋯⋯190　　女青⋯⋯⋯⋯⋯206
莨蕩子⋯⋯⋯⋯191　　連翹⋯⋯⋯⋯⋯206
草蒿⋯⋯⋯⋯⋯191　　蘭茹⋯⋯⋯⋯⋯207
旋覆花⋯⋯⋯⋯192　　烏韭⋯⋯⋯⋯⋯207
藜蘆⋯⋯⋯⋯⋯192　　鹿藿⋯⋯⋯⋯⋯208
鈎吻⋯⋯⋯⋯⋯193　　蚤休⋯⋯⋯⋯⋯208
射干⋯⋯⋯⋯⋯194　　石長生⋯⋯⋯⋯209
蛇合⋯⋯⋯⋯⋯194　　陸英⋯⋯⋯⋯⋯209
恒山⋯⋯⋯⋯⋯195　　藎草⋯⋯⋯⋯⋯210
蜀漆⋯⋯⋯⋯⋯195　　牛扁⋯⋯⋯⋯⋯210
甘遂⋯⋯⋯⋯⋯196　　夏枯草⋯⋯⋯⋯211
白斂⋯⋯⋯⋯⋯196　　芫華⋯⋯⋯⋯⋯211
青葙子⋯⋯⋯⋯197　　巴豆⋯⋯⋯⋯⋯212
雚菌⋯⋯⋯⋯⋯197　　蜀菽⋯⋯⋯⋯⋯213
白及⋯⋯⋯⋯⋯198　　皂莢⋯⋯⋯⋯⋯213
大戟⋯⋯⋯⋯⋯198　　柳華⋯⋯⋯⋯⋯214

目
錄

楝實⋯⋯⋯⋯214　蠮螉⋯⋯⋯⋯225
鬱李仁⋯⋯⋯215　蜈蚣⋯⋯⋯⋯226
莽草⋯⋯⋯⋯216　水蛭⋯⋯⋯⋯226
雷丸⋯⋯⋯⋯216　班苗⋯⋯⋯⋯227
桐葉⋯⋯⋯⋯217　貝子⋯⋯⋯⋯227
梓白皮⋯⋯⋯217　石蠶⋯⋯⋯⋯228
石南⋯⋯⋯⋯218　雀甕⋯⋯⋯⋯228
黃環⋯⋯⋯⋯218　蜣蜋⋯⋯⋯⋯229
溲疏⋯⋯⋯⋯219　螻蛄⋯⋯⋯⋯229
鼠李⋯⋯⋯⋯219　馬陸⋯⋯⋯⋯230
藥實根⋯⋯⋯220　地膽⋯⋯⋯⋯231
欒華⋯⋯⋯⋯220　鼠婦⋯⋯⋯⋯231
蔓椒⋯⋯⋯⋯220　熒火⋯⋯⋯⋯232
豚卵⋯⋯⋯⋯221　衣魚⋯⋯⋯⋯233
麋脂⋯⋯⋯⋯221　桃核仁⋯⋯⋯233
鼺鼠⋯⋯⋯⋯222　杏核仁⋯⋯⋯234
六畜毛蹄甲⋯222　腐婢⋯⋯⋯⋯234
蝦蟆⋯⋯⋯⋯222　苦瓠⋯⋯⋯⋯235
馬刀⋯⋯⋯⋯223　水靳⋯⋯⋯⋯235
蛇蛻⋯⋯⋯⋯224　彼子⋯⋯⋯⋯236
蚯蚓⋯⋯⋯⋯225　上序例白字⋯238

附《吳氏本草》十二條⋯⋯⋯⋯⋯⋯⋯⋯241
龍眼／鼠尾／滿陰實／千歲垣中膚皮／小華／木瓜
／穀樹皮／櫻桃／李核／大麥／豉／暉日

附諸藥制使⋯⋯⋯⋯⋯⋯⋯⋯⋯⋯⋯⋯⋯⋯242

玉、石，上部⋯⋯⋯⋯⋯⋯⋯⋯⋯⋯⋯⋯⋯242
玉泉／玉屑／丹砂／曾青／石膽／鐘乳／雲母／硝
石／朴硝／芒硝／礬石／滑石／紫石英／白石英／
赤石脂／黃石脂／太一餘糧

玉、石，中部⋯⋯⋯⋯⋯⋯⋯⋯⋯⋯⋯⋯⋯243
水銀／殷孽／孔公孽／陽起石／石膏／凝水石／磁石／元石／理石

玉、石，下部⋯⋯⋯⋯⋯⋯⋯⋯⋯⋯⋯⋯⋯243
礜石／青琅玕／特生礜石／代赭／方解石／大鹽

草藥，上部
六藝／朮／天門冬／麥門冬／女萎蕤／乾地黃／菖蒲／澤瀉／遠志／薯蕷／石斛／菊花／甘草／人參／牛膝／細辛／獨活／柴胡／菴藺子／蒛藄子／龍膽／菟絲子／巴戟天／蒺藜子／沙參／防風／絡石／黃連／丹參／天名精／決明子／續斷／芎藭／黃耆／杜若／蛇床子／茜根／飛廉／薇銜／五味子

草藥，中部⋯⋯⋯⋯⋯⋯⋯⋯⋯⋯⋯⋯⋯246
當歸／秦艽／黃芩／芍藥／乾薑／藁本／麻黃／葛根／前胡／貝母／栝樓／元參／苦參／石龍芮／萆薢／石韋／狗脊／瞿麥／白芷／紫菀／白蘚皮／白薇／紫參／淫羊藿／款冬花／牡丹／防己／女苑／澤蘭／地榆／海藻

草藥，下部⋯⋯⋯⋯⋯⋯⋯⋯⋯⋯⋯⋯⋯248
大黃／桔梗／甘遂／葶藶／莞花／澤漆／大戟／鈎吻／藜蘆／烏頭、烏喙／天雄／附子／貫眾／半夏／蜀漆／虎掌／狼牙／常山／白及／白斂／萑菌／藺茹／藎草／夏枯草／狼毒／鬼臼

木藥，上部⋯⋯⋯⋯⋯⋯⋯⋯⋯⋯⋯⋯⋯250
茯苓／杜仲／柏實／乾漆／蔓荊子／五加皮／蘗木／辛夷／酸棗仁／槐子／牡荊實

木藥，中部⋯⋯⋯⋯⋯⋯⋯⋯⋯⋯⋯⋯⋯250
厚朴／山茱萸／吳茱萸／秦皮／占斯／梔子／秦艽／桑根白皮

木藥，下部⋯⋯⋯⋯⋯⋯⋯⋯⋯⋯⋯⋯⋯⋯251
黃環／石南／巴豆／欒華／蜀菽／溲疏／皂莢／
雷丸

獸，上部⋯⋯⋯⋯⋯⋯⋯⋯⋯⋯⋯⋯⋯⋯⋯252
龍骨／龍角／牛黃／白膠／阿膠

獸，中部⋯⋯⋯⋯⋯⋯⋯⋯⋯⋯⋯⋯⋯⋯⋯252
犀角／羖羊角／鹿茸／鹿角

獸，下部⋯⋯⋯⋯⋯⋯⋯⋯⋯⋯⋯⋯⋯⋯⋯252
麋脂／伏翼／天鼠屎

蟲、魚，上部⋯⋯⋯⋯⋯⋯⋯⋯⋯⋯⋯⋯⋯252
蜜蠟／蜂子／牡蠣／桑螵蛸／海蛤／龜甲

蟲、魚，中部⋯⋯⋯⋯⋯⋯⋯⋯⋯⋯⋯⋯⋯253
猬皮／蜥蜴／露蜂房／蠮螉／蠐螬／龜甲／蟹／
蛇魚甲／烏賊

蟲、魚，下部⋯⋯⋯⋯⋯⋯⋯⋯⋯⋯⋯⋯⋯253
蜣蜋／蛇蛻／斑蝥／地膽／馬刀

果，上部⋯⋯⋯⋯⋯⋯⋯⋯⋯⋯⋯⋯⋯⋯⋯254
大棗

果，下部⋯⋯⋯⋯⋯⋯⋯⋯⋯⋯⋯⋯⋯⋯⋯254
杏仁

菜，上部⋯⋯⋯⋯⋯⋯⋯⋯⋯⋯⋯⋯⋯⋯⋯254
冬葵子／蔥實

米，上部⋯⋯⋯⋯⋯⋯⋯⋯⋯⋯⋯⋯⋯⋯⋯254
麻蕡、麻子

米，中部⋯⋯⋯⋯⋯⋯⋯⋯⋯⋯⋯⋯⋯⋯⋯254
大豆及黃卷／大麥

卷一 上經

....

　　上藥一百二十種，為君，主養命以應天，無毒。多服、久服不傷人。欲輕身益氣，不老延年者，本上經。

　　丹砂、雲母、玉泉、石鐘乳、涅石、硝石、朴硝、滑石、石膽、空青、曾青、禹餘糧、太一餘糧、白石英、紫石英、五色石脂、白青、扁青（上玉、石，上品一十八種，舊同）。

　　菖蒲、菊花、人參、天門冬、甘草、乾地黃、朮、菟絲子、牛膝、茺蔚子、女萎、防葵、柴胡、麥門冬、獨活、車前子、木香、薯蕷、薏苡仁、澤瀉、遠志、龍膽、細辛、石斛、巴戟天、白英、白蒿、赤箭、奄閭子、析蓂子、蓍實，赤、黑、青、白、黃、紫芝，卷柏、藍實、芎藭、蘼蕪、黃連、絡石、蒺藜子、黃耆、肉蓯蓉、防風、蒲黃、香蒲、續斷、漏蘆、營實、天名精、決明子、丹參、

茜根、飛廉、五味子、旋花、蘭草、蛇床子、地膚子、景天、茵陳、杜若、沙參、白兔藿、徐長卿、石龍芻、薇銜、雲實、王不留行、升麻、青芮、姑活、別羈、屈草、淮木（上草，上品七十八種，舊七十二種）。

牡桂、菌桂、松脂、槐實、枸杞、柏實、茯苓、榆皮、酸棗、蘗木、乾漆、五加皮、蔓荊實、辛夷、桑上寄生、杜仲、女貞、木蘭、蕤核、橘柚（上木，上品二十種，舊一十九種）。髮髲（上人，一種，舊同）。龍骨、麝香、牛黃、熊脂、白膠、阿膠（上獸，上品六種，舊同）。丹雄雞、雁肪（上禽，上品二種，舊同）。石蜜、蜂子、蜜蠟、牡蠣、龜甲、桑螵蛸、海蛤、文蛤、蠡魚、鯉魚膽（上蟲魚，上品一十種，舊同）。藕實莖、大棗、葡萄、蓬蘽、雞頭實（上果，上品五種，舊六種）。胡麻、麻蕡（上米穀，上品二種，舊三種）。冬葵子、莧實、瓜蒂、瓜子、苦菜（上菜，上品五種，舊同）。

‖ 丹　砂 ‖

味甘、微寒。主身體五臟百病，養精神，安魂魄，益氣，明目，殺精魅邪惡鬼。久服通神明不

老。能化為汞，生山谷（《太平御覽》引：多有生山谷三字。《大觀本》作生符陵山谷，俱作黑字，考：生山谷是經文，後人加郡縣耳，宜改為白字，而以郡縣為黑字，下皆仿此）。

《吳普本草》曰：丹砂，神農：甘；黃帝：苦，有毒；扁鵲：苦；李氏：大寒。或生武陵，採無時，能化朱成水銀，畏磁石，惡鹹水（《太平御覽》）。

《名醫》曰：作末，名真朱。光色如雲母，可折者，良。生符陵山谷。採無時。

【按】《說文》云：丹，巴越之赤石也。象採丹井、象丹形，古文作日，亦作彤、沙，水散石也。澒，丹砂所化為水銀也。《管子·地數篇》云：山上有丹砂者，其下有金。《淮南子·地形訓》云：赤矢，七百歲，生赤丹；赤丹，七百歲，生赤澒。高誘云：赤丹，丹砂也。《山海經》云：丹粟，粟、沙，音之緩急也。沙，舊作砂，非。汞，即澒省文。《列仙傳》云：赤斧，能作水澒，煉丹，與硝石服之。

【按】金石之藥，古人云久服輕身、延年者，謂當避穀，絕人道，或服數十年，乃效耳。

今人和肉食服之，遂多相反，轉以成疾，不可

疑古書之虛誣。

‖ 雲　母 ‖

味甘，平。主身皮死肌，中風寒熱，如在車船上。除邪氣，安五臟，益子精，明目。久服輕身、延年。

一名雲珠，一名雲華，一名雲英，一名雲液，一名雲砂，一名磷石。生山谷。

《名醫》曰：生太山、齊盧山及琅琊、北定山石間。二月採（此錄《名醫》說者，即是仲景、元化及普所說，但後人合之，無從別耳，亦以補普書不備也）。

【按】《列仙傳》云：方回，煉食雲母。《抱朴子·仙藥篇》云：雲母有五種，五色並俱，而多青者，名雲英，宜以春服之；五色並俱，而多赤者，名雲珠，宜以夏服之；五色並俱，而多白者，名雲液，宜以秋服之；五色並俱，而多黑者，名雲母，宜以冬服之；但有青黃二色者，名雲砂，宜以季夏服之；皛皛純白，名磷石，可以四時長服之也。李善《文選注》引《異物誌》：雲母，一名雲精，入地萬歲不朽。《說文》無磷字。《玉篇》云：磷，薄也，雲母之別名。

‖ 玉　泉 ‖

　　一名玉札，味甘，平。主五臟百病，柔筋強骨，安魂魄，長肌肉，益氣。久服耐寒暑（《御覽》引耐字多作能，古通），不饑渴，不老神仙。人臨死服五斤，死三年，色不變。一名玉札（《御覽》引作玉濃。《初學記》引云：玉桃，服之長生不死。《御覽》又引云：玉桃，服之長生不死。若不得早服之，臨死日服之，其屍畢天地不朽，則札疑當作桃）。生山谷。

　　《吳普》曰：玉泉，一名玉屑。神農、岐伯、雷公：甘；李氏：平。畏冬華，惡青竹（《御覽》）。白玉札如白頭公（同上。《事類賦》引云：白玉，體如白首翁）。

　　【按】《周禮》：玉府、王齋，則供食玉。鄭云：玉是陽精之純者，食之以御水氣。鄭司農云：王齋，當食玉屑。《抱朴子・仙藥篇》云：玉，可以烏米酒及地榆酒化之為水，亦可以葱漿消之為粕，亦可餌以為丸，亦可燒以為粉。服之，一年以上，入水不沾，入火不灼，刃之不傷，百毒不犯也。不可用已成之器，傷人無益，當得璞玉，乃可用也。得於闐國白玉，尤善。其次有南陽徐善亭部

界界中玉及曰南盧容水中玉，亦佳。

‖ 石鐘乳 ‖

味甘，溫。主咳逆上氣，明目益精，安五臟，通百節，利九竅，下乳汁（《御覽》引云：一名留公乳，《大觀本》作一名公乳，黑字）。生山谷。

《吳普》曰：鐘乳，一名虛中。神農：辛；桐君、黃帝、醫和：甘；扁鵲：甘，無毒（《御覽》引云：李氏，大寒）。

生山谷（《御覽》引云：太山山谷），陰處岸下，溜汁成（《御覽》引作溜汁所成聚），如乳汁，黃白色，空中相通。二月、三月採，陰乾（凡《吳普本草》、掌禹錫所引者，不復注，唯注其出《御覽》諸書者）。

《名醫》曰：一名公乳，一名蘆石，一名夏石。生少室及太山。採無時。

【按】《范子計然》云：石鐘乳，出武都，黃白者，善（凡引《計然》，多出《事文類聚》《文選注》《御覽》及《大觀本草》）。

《列仙傳》云：卬疏，煮石髓而服之，謂之石鐘乳。鐘，當為湩。《說文》云：乳汁也；鐘，假音字。

‖ 涅　石 ‖

（舊作礜石，據郭璞注《山海經》引作涅石）

味酸，寒。主寒熱泄痢，白沃，陰蝕，惡瘡，目痛，堅骨齒。煉餌服之，輕身、不老、增年。一名羽涅，生山谷。

《吳普》曰：礜石，一名羽，一名羽澤。神農、岐伯：酸；扁鵲：鹹；雷公：酸，無毒，生河西，或隴西，或武都、石門。採無時；岐伯：久服傷人骨（《御覽》）。

《名醫》曰：一名羽澤。生河西及隴西、武都、石門。採無時。

【按】《說文》無礜字。《玉篇》云：礜，石也；碯，礜石也。《西山經》云：女床之山，其陰多涅石。郭璞云：即礜石也，楚人名為涅石，秦名為羽涅也。《本草經》亦名曰涅石也。《范子計然》云：礜石出武都。《淮南子·俶真訓》云：以涅染緇。高誘云：涅，礜石也，舊，涅石作礜石，羽涅作羽碯，非。

‖ 硝　石 ‖

一名芒硝，味苦，寒。治五臟積熱，胃脹閉，

滌去蓄結飲食，推陳致新，除邪氣。煉之如膏，久服輕身（《御覽》引云：一名芒硝。《大觀本》作黑字）。生山谷。

《吳普》曰：硝石，神農：苦；扁鵲：甘（凡出掌禹錫所引，亦見《御覽》者，不箸所出）。

《名醫》曰：一名芒硝，生益州及五都、隴西、西羌。採無時。

【按】《范子計然》云：硝石，出隴道。據《名醫》，一名芒消。又別出芒消條，非。《北山經》云：京山，其陰處有元礵，疑礵，即消異文。

‖ 朴　硝 ‖

味苦，寒。治百病，除寒熱邪氣，逐六腑積聚，結固留癖，能化七十二種石。煉餌服之，輕身神仙。生山谷。

《吳普》曰：朴硝石，神農、岐伯、雷公：無毒。生益州或山陰。入土，千歲不變。煉之不成，不可服（《御覽》）。

《名醫》曰：一名硝石朴，生益州，有鹽水之陽。採無時。

【按】《說文》云：朴，木皮也。此蓋硝石外裹如玉璞耳。舊作硝，俗字。

‖滑石‖

味甘，寒，無毒，治身熱泄澼，女子乳難，癃閉，利小便，蕩腸胃中積聚寒熱，益精氣。久服輕身、耐饑、長年。生山谷。

《名醫》曰：一名液石，一名共石，一名脫石，一名番石。生赭陽及太山之陰，或掖北、白山，或卷山。採無時。

【按】《范子計然》云：滑石，白滑者，善。《南越志》云：莒城縣出莒石，即滑石也。

‖石膽‖

味酸，寒。主明目，目痛；金瘡，諸癇痙；女子陰蝕痛，石淋寒熱，崩中下血，諸邪毒氣，令人有子。煉餌服之，不老；久服增壽、神仙。能化鐵為銅，成金銀（《御覽》引作合成）。一名畢石，生山谷。

《吳普》曰：石膽，神農：酸，小寒；李氏：小寒；桐君：辛，有毒；扁鵲：苦，無毒（《御覽》引云：一名黑石，一名銅勒。生羌道或句青山。二月庚子、辛丑採）。

《名醫》曰：一名黑石，一名棋石，一名銅

勒。生羌道、羌里、句青山。二月庚子、辛丑日採。

【按】《范子計然》云：石膽，出隴西羌道。陶弘景云：《仙經》一名立制石。

《周禮》瘍醫：凡療瘍，以五毒攻之。鄭云：今醫方有五毒之藥，作之合黃垫，置石膽、丹砂、雄黃、礬石、慈石其中，燒之三日三夜，其煙上著，以雞羽掃取之以注瘡，惡肉破骨則盡出。

《圖經》曰：故翰林學士楊億嘗筆記直史館楊嵎，有瘍生於頰，人語之，依鄭法合燒，藥成，注之瘡中，遂癒。信古方攻病之速也。

‖ 空　青 ‖

味甘，寒，主青盲，耳聾。明目，利九竅，通血脈，養精神。久服輕身、延年、不老。能化銅、鐵、鉛、錫作金。生山谷。

《吳普》曰：空青，神農：甘，一經酸。久服，有神仙玉女來時，使人志高（《御覽》）。

《名醫》曰：生益州及越嶲山有銅處。銅精薰則生空青，其腹中空。三月中旬採，亦無時。

【按】《西山經》云：皇人之山，其下多青；郭璞云：空青，曾青之屬；《范子計然》云：空

青，出巴郡；《司馬相如賦》云：丹青；張揖云：青，青䐔也；顏師古云：青䐔，今之丹青也。

‖ 曾 青 ‖

味酸，小寒。治目痛，止淚出，風痹，利關節，通九竅，破癥堅，積聚。久服輕身、不老。能化金、銅。生山谷。

《名醫》曰：生蜀中及越嶲，採無時。

【按】《管子・揆度篇》云：秦明山之曾青；《荀子》云：南海則有曾青；楊倞注：曾青，銅之精；《范子計然》云：曾青出宏農豫章，白青出新塗，青色者善；《淮南子・地形訓》云：青天八百歲生青曾；高誘云：青曾，青石也。

‖ 禹餘糧 ‖

味甘，寒，無毒。治咳逆，寒熱，煩滿，下（《御覽》有痢字），赤白，血閉癥瘕，大熱。煉餌，服之不饑、輕身、延年。生池澤及山島中。

《名醫》曰：一名白餘糧。生東海及池澤中。

【按】《范子計然》云：禹餘糧出河東；《列仙傳》云：赤斧，上華山取禹餘糧；《博物誌》云：世傳昔禹治水，棄其所餘食於江中，而為藥

也。

【按】此出《神農經》，則禹非夏禹之禹，或本名白餘糧，《名醫》等移其名耳。

‖ 太一餘糧 ‖

味甘，平。主咳逆上氣，癥瘕、血閉、漏下，除邪氣。久服耐寒暑，不饑，輕身，飛行千里，神仙（《御覽》引作若神仙）。一名石腦。生山谷。

《吳普》曰：太一禹餘糧，一名禹哀。神農、岐伯、雷公：甘，平；李氏：小寒；扁鵲：甘，無毒，生太山上。有甲。甲中有白，白中有黃，如雞子黃色。九月採，或無時。

《名醫》曰：生太白，九月採。

【按】《抱朴子·金丹篇》云：《靈丹經》用丹砂、雄黃、雌黃、石硫黃、曾青、礬石、磁石、戎鹽、太一餘糧，亦用六一泥及神室祭醮合之，三十六日成。

‖ 白石英 ‖

味甘，微溫。主消渴，陰痿不足，咳逆（《御覽》引作嘔），胸膈間久寒，益氣，除風濕痹（《御覽》引作陰濕痹）。久服輕身（《御覽》引

作身輕健），長年。生山谷。

《吳普》曰：白石英，神農：甘；岐伯、黃帝、雷公、扁鵲：無毒。生太山，形如紫石英，白澤，長者二三寸，採無時（《御覽》引云：久服，通日月光）。

《名醫》曰：生華陰及太山。

【按】《司馬相如賦》有白附。蘇林云：白附，白石英也。司馬貞云：出魯陽山。

‖ 紫石英 ‖

味甘，溫。主心腹咳逆（《御覽》引作嘔逆），邪氣，補不足，女子風寒在子宮，絕孕十年無子。久服溫中、輕身、延年。生山谷。

《吳普》曰：紫石英，神農、扁鵲：味甘，平；李氏：大寒；雷公：大溫；岐伯：甘，無毒。生太山或會稽，採無時。欲令如削，紫色達頭如樗蒲者。

又曰：青石英，形如白石英，青端、赤後者，是；赤石英，形如白石英，赤端、白後者，是，赤澤有光，味苦，補心氣；黃石英，形如白石英，黃色如金，赤端者，是；黑石英，形如白石英，黑澤有光（《御覽》、掌禹錫引此節文）。

《名醫》曰：生太山。採無時。

‖ 青石、赤石、黃石、白石、黑石脂等 ‖

味甘，平。主黃疸，泄痢，腸澼，膿血，陰蝕，下血赤白，邪氣癰腫，疽痔惡瘡，頭瘍，疥瘙。久服補髓益氣，肥健不饑，輕身延年。五色石脂各隨五色補五臟。生山谷中。

《吳普》曰：五色石脂，一名青、赤、黃、白、黑符。青符，神農：甘；雷公：酸，無毒；桐君：辛，無毒；李氏：小寒，生南山或海涯，採無時。赤符，神農、雷公：甘；黃帝、扁鵲：無毒；李氏：小寒，或生少室，或生太山，色絳，滑如脂。黃符，李氏：小寒；雷公：苦，或生嵩山，色如㺞豚腦、雁雛，採無時。白符，一名隨髓，岐伯、雷公：酸，無毒；李氏：小寒；桐君：甘，無毒；扁鵲：辛，或生少室天婁山，或太山。黑符，一名石泥，桐君：甘，無毒，生洛西山空地。

《名醫》曰：生南山之陽，一本作南陽，又云黑石脂，一名石涅，一名石墨。

【按】《吳普》引《神農》云：五石脂各有條，後世合為一條也；《范子計然》云：赤石脂，出河東，色赤者，善；《列仙傳》云：赤鬚子好食

石脂。

‖ 白 青 ‖

味甘，平。主明目，利九竅，耳聾，心下邪氣，令人吐，殺諸毒、三蟲。久服通神明，輕身、延年、不老。生山谷。

《吳普》曰：神農：甘，平；雷公：酸，無毒。生豫章，可消而為銅（《御覽》）。

《名醫》曰：生豫章。採無時。

【按】《范子計然》云：白青，出巴郡。

‖ 扁 青 ‖

味甘，平。主目痛，明目，折跌，癰腫，金瘡不瘳，破積聚，解毒氣（《御覽》引作辟毒），利精神。久服輕身、不老。生山谷。

《吳普》曰：扁青，神農、雷公：小寒，無毒。生蜀郡，治丈夫內絕，令人有子（《御覽》引云：治癰脾風痹，久服輕身）。

《名醫》曰：生朱崖、武都、朱提。採無時。

【按】《范子計然》云：扁青，出宏農、豫章。

上，玉、石，上品一十八種，舊同。

‖ 菖 蒲 ‖

味辛，溫。主風寒濕痹，咳逆上氣，開心孔，補五臟，通九竅，明耳目，出聲音。久服輕身、不忘、不迷或延年。一名昌陽（《御覽》引云：生石上，一寸九節者，久服輕身云云。《大觀本》無生石上三字，有云一寸九節者良，作黑字）。生池澤。

《吳普》曰：菖蒲，一名堯韭（《藝文類聚》引云：一名昌陽）。

《名醫》曰：生上洛及蜀郡嚴道。五月十二日採根，陰乾。

【按】《說文》云：茚，菖蒲也，益州生。茆，茚茆也。《廣雅》云：邛，昌陽，菖蒲也。《周禮》云：菖本。鄭云：菖本，菖蒲根，切之四寸為菹。《春秋左傳》云：饗以菖歜；杜預云：菖歜，菖蒲菹。《呂氏春秋》云：冬至後五旬七日，菖始生。菖者，百草之先，於是始耕。《淮南子·說山訓》云：菖羊，去蚤虱而來蛉窮。高誘云：菖羊，菖蒲。《列仙傳》云：商邱子胥食菖蒲根，務光服蒲韭根。《離騷·草木疏》云：沈存中云：所謂蘭蓀，即今菖蒲是也。

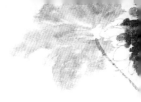

‖ 菊　花 ‖

味苦，平。主諸風，頭眩，腫痛，目欲脫，淚出；皮膚死肌，惡風濕痹。久服利血氣，輕身、耐老、延年。一名節華。生川澤及田野。

《吳普》曰：菊華，一名白華（《初學記》），一名女華，一名女莖。

《名醫》曰：一名日精，一名女節，一名女華，一名女莖，一名更生，一名周盈，一名傅延年，一名陰成。生雍州。正月採根，三月採葉，五月採莖，九月採花，十一月採實，皆陰乾。

【按】《說文》云：蘜，治牆也。蘜，日精也。似秋華，或省作菊。《爾雅》云，蘜，治牆。郭璞云：今之秋華，菊。則蘜、蘜、菊，皆秋華字，唯今作菊。《說文》以為大菊。瞿麥，假音用之也。

‖ 人　參 ‖

味甘，微寒。主補五臟，安精神，定魂魄，止驚悸，除邪氣，明目，開心益智。久服輕身、延年。一名人銜，一名鬼蓋。生山谷。

《吳普》曰：人參，一名土精，一名神草，一

名黃參，一名血參，一名人微，一名玉精。神農：甘，小寒；桐君、雷公：苦；岐伯、黃帝：甘，無毒；扁鵲：有毒。生邯鄲，三月生葉，小兌，核黑，莖有毛。三月、九月採根，根有頭、足、手，面目如人（《御覽》）。

《名醫》曰：一名神草，一名人微，一名土精，一名血參。如人形者，有神。生上黨及遼東，二月、四月、八月上旬採根。竹刀刮，曝乾，勿令見風。

【按】《說文》云：參，人參，藥草，出上黨。《廣雅》云：地精，人參也。《范子計然》云：人參，出上黨，狀類人者，善。劉敬叔《異苑》云：人參，一名土精，生上黨者，佳。人形皆具，能作兒啼。

‖ 天門冬 ‖

味苦，平。主諸暴風濕偏痹，強骨髓，殺三蟲，去伏屍。久服輕身、益氣、延年。一名顛勒（《爾雅注》引云：門冬，一名滿冬。今無文）。生山谷。

《名醫》曰：生奉高山。二月、七月、八月採根，曝乾。

【按】《說文》云：牆，牆蘼，滿冬也；《中山經》云：條谷之山，其草多宜冬；《爾雅》云：牆蘼，滿冬；《列仙傳》云：赤鬚子食天門冬；《抱朴子‧仙藥篇》云：天門冬，或名地門冬，或名筵門冬，或名顛棘，或名淫羊食，或名管松。

‖ 甘　草 ‖

味甘，平。主五臟六腑寒熱邪氣，堅筋骨，長肌肉，倍力，金瘡䐀，解毒。久服輕身、延年（《御覽》引云：一名美草，一名蜜甘，《大觀本》作黑字）。生川谷。

《名醫》曰：一名密甘，一名美草，一名蜜草，一名（當作蕅）草。生河西積沙山及上郡，二月、八月，採根曝乾，十日成。

【按】《說文》云：苷，甘草也；蘦，大苦也；苦，大苦苓也。

《廣雅》云：美草，甘草也。

《毛詩》云：隰有苓。

《傳》云：苓，大苦。

《爾雅》云：蘦，大苦。

郭璞云：今甘草，蔓延生；葉似荷，青黃；莖赤黃，有節，節有枝相當。或云蘦似地黃，此作

甘，省字。�、苓通。

‖ 乾地黃 ‖

味甘，寒。主折跌絕筋，傷中，逐血痹，填骨髓，長肌肉，作湯除寒熱積聚，除痹，生者尤良。久服，輕身不老。一名地髓。生川澤。

《名醫》曰：一名芐，一名芑。生咸陽，黃土地者，佳。二月、八月採根，陰乾。

【按】《說文》云：芐，地黃也。《禮》曰：鈃毛牛藿、羊芐、豕薇。《廣雅》云：地髓，地黃也。《爾雅》云：芐，地黃。郭璞云：一名地髓，江東呼芐；《列仙傳》云：呂尚服地髓。

‖ 朮 ‖

味苦，溫。主風寒濕痹、死肌、痙、疸，止汗，除熱，消食。作煎餌，久服輕身、延年、不饑。一名山薊（《藝文類聚》引作山筋）。生山谷。

《吳普》曰：朮，一名山連，一名山芥，一名天蘇，一名山薑（《藝文類聚》）。

《名醫》曰：一名山薑，一名山連。生鄭山、漢中、南鄭。二月、三月、八月、九月採根，曝乾。

【按】《說文》云：朮，山薊也；《廣雅》云：山薑，朮也，白朮，牡丹也；《中山經》云：首山草多朮；郭璞云：朮，山薊也；《爾雅》云：朮，山薊；郭璞云：今朮似薊，而生山中；《范子計然》云：朮，出三輔，黃白色者，善；《列仙傳》云：涓子好餌朮；《抱朴子・仙藥篇》云：朮，一名山薊，一名山精；故《神藥經》曰：必欲長生，長服山精。

‖ 菟絲子 ‖

味辛，平。主續絕傷，補不足，益氣力，肥健。汁去面皯，久服明目、輕身、延年。一名菟蘆。生川澤。

《吳普》曰：菟絲，一名玉女，一名松蘿，一名鳥蘿，一名鴨蘿，一名復實，一名赤網。生山谷（《御覽》）。

《名醫》曰：一名菟縷，一名唐蒙，一名玉女，一名赤網，一名菟累。生朝鮮田野，蔓延草木之上，色黃而細為赤網，色淺而大為菟累。九月採實，曝乾。

【按】《說文》云：蒙，玉女也。《廣雅》云：菟邸，菟絲也；女蘿，松蘿也。《爾雅》云：

唐蒙，女蘿。女蘿，菟絲；又云：蒙，玉女。《毛詩》云：爰採唐矣。《傳》云：唐蒙，菜名，又蔦與女蘿。《傳》云：女蘿，菟絲松蘿也。陸璣云：今菟絲蔓連草上生，黃赤如金，今合藥，菟絲子是也，非松蘿，松蘿自蔓松上，枝正青，與菟絲異。《楚辭》云：被薜荔兮帶女蘿。王逸云：女蘿，菟絲也。《淮南子》云：千秋之松，下有茯苓，上有菟絲。高誘注云：茯苓，千歲松脂也。菟絲生其上而無根。舊作菟，非。

‖ 牛 膝 ‖

味苦，酸（《御覽》作辛）。主寒（《御覽》作傷寒），濕痿痹，四肢拘攣，膝痛不可屈伸，逐血氣，傷熱火爛，墮胎。久服輕身、耐老（《御覽》作能老）。一名百倍。生川谷。

《吳普》曰：牛膝，神農：甘；一經：酸；黃帝、扁鵲：甘；李氏：溫；雷公：酸，無毒。生河內或臨邛，葉如夏藍，莖本赤。二月、八月採（《御覽》）。

《名醫》曰：生河內及臨朐。二月、八月、十月採根，陰乾。

【按】《廣雅》云：牛莖，牛膝也；陶弘景

云：其莖有節，似膝，故以為名也。膝，當為𦠄。

‖ 茺蔚子 ‖

味辛，微溫。主明目益精，除水氣。久服輕身。莖：主癮疹癢，可作浴湯。一名益母，一名益明，一名大札。生池澤。

《名醫》曰：一名貞蔚。生海濱。五月採。

【按】《說文》云：蓷，萑也。《廣雅》云：益母，充蔚也。《爾雅》云：萑，蓷。郭璞云：今茺蔚也。《毛詩》云：中谷有蓷。《傳》云：蓷，鵻也。陸璣云：舊說及魏博士濟陰周元明，皆云奄閭是也。《韓詩》及三蒼說，悉云益母，故曾子見益母而感。劉歆曰：蓷，臭穢。臭穢，即茺蔚也。舊作茺，非。

‖ 女　萎 ‖

味甘，平。主中風暴熱，不能動搖，跌筋結肉，諸不足。久服，去面黑皯，好顏色、潤澤，輕身不老。生山谷。

《吳普》曰：女萎，一名葳蕤，一名玉馬，一名地節，一名蟲蟬，一名烏萎，一名熒，一名玉竹。神農：苦；一經：甘；桐君、雷公、扁鵲：

甘，無毒；黃帝：辛。生太山山谷，葉青黃相值如薑，二月、七月採。治中風暴熱，久服輕身（《御覽》）。一名左眄。久服輕身、耐老（同上）。

《名醫》曰：一名熒，一名地節，一名玉竹，一名馬熏，生太山及丘陵。立春後採，陰乾。

【按】《爾雅》云：熒，委萎。郭璞云：藥草也，葉似竹，大者如箭，竿，有節，葉狹而長，表白裏青，根大如指，長一二尺，可啖。陶弘景云：按《本經》有女萎，無萎蕤；《別錄》有萎蕤，而為用正同，疑女萎即萎蕤也，唯名異耳。陳藏器云：《魏志·樊阿傳》：青粘，一名黃芝，一名地節。此即萎蕤。

‖ 防　葵 ‖

味辛，寒。主疝瘕瘕腸泄，膀胱熱結，溺不下。咳逆，溫瘧，癲癇，驚邪狂走。久服堅骨髓、益氣、輕身。一名梨蓋。生川谷。

《吳普》曰：房葵，一名梨蓋，一名爵離，一名房苑，一名晨草，一名利如，一名方蓋。神農：辛，小寒；桐君、扁鵲：無毒；岐伯、雷公、黃帝：苦，無毒。莖葉如葵，上黑黃。二月生根，根大如桔梗，根中紅白。六月花白，七月、八月實

白。三月三日採根（《御覽》）。

《名醫》曰：一名房慈，一名爵離，一名農果，一名利茹，一名方蓋。生臨淄及嵩高太山少室。三月三日採根，曝乾。

【按】《博物誌》云：防葵，與狼毒相似。

‖ 柴 胡 ‖

味苦，平。主心腹，去腸胃中結氣，飲食積聚，寒熱邪氣，推陳致新。久服輕身、明目、益精。一名地熏。

《吳普》曰：茈葫，一名山菜，一名茹草。神農、岐伯、雷公：苦，無毒，生冤句。二月、八月採根（《御覽》）。

《名醫》曰：一名山菜，一名茹草。葉，一名芸蒿，辛香可食。生宏農及冤句，二月、八月採根，曝乾。

【按】《博物誌》云：芸蒿，葉似邪蒿，春秋有白蒻，長四五寸，香美可食。長安及河內並有之。《夏小正》云：正月採芸。《月令》云：仲春，芸始生。《呂氏春秋》云：菜之美者，華陽之芸，皆即此也。《急就篇》有芸，顏師古注云：即今芸蒿也，然則是此茈胡葉矣。茈、柴，前聲相

轉。《名醫別錄》前胡條，非。陶弘景云：《本經》上品有茈胡而無此，晚來醫乃用之。

‖ 麥門冬 ‖

味甘，平。主心腹結氣，傷中、傷飽，胃絡脈絕，羸瘦短氣。久服輕身、不老、不饑。生川谷及堤阪。

《吳普》曰：一名馬韭，一名釁冬，一名忍冬，一名忍陵，一名不死藥，一名仆壘，一名隨脂（《太平御覽》引云：一名羊韭。秦，一名馬韭，一名禹韭，韭；越，一名羊齊，一名麥韭，一名禹韭，一名釁韭，一名禹餘糧）。神農、岐伯：甘，平；黃帝、桐君、雷公：甘，無毒；李氏：甘，小溫；扁鵲：無毒。生山谷肥地，葉如韭，肥澤叢生。採無時，實青黃。

《名醫》曰：秦名羊韭；齊，名麥韭；楚，名馬韭；越，名羊蓍，一名禹葭，一名禹餘糧。葉如韭，冬夏長生。生函谷肥土、石間久廢處。二月、三月、八月、十月採，陰乾。

【按】《說文》云：荵，荵冬草；《中山經》云：青要之山，是多仆累，據《吳普》說，即麥門冬也，忍、荵，壘、累，音同；陶弘景云：實如青

珠，根似穬麥，故謂麥門冬。

‖ 獨　活 ‖

味苦，平。主風寒所擊，金瘡，止痛，奔豚，癇痙，女子疝瘕。久服輕身耐老。一名羌活，一名羌青，一名護羌使者。生川谷。

《吳普》曰：獨活，一名胡王使者。神農、黃帝：苦，無毒。八月採，此藥有風花不動，無風獨搖（《御覽》）。

《名醫》曰：一名胡王使者，一名獨搖草。此草得風不搖，無風自動。生雍州，或隴西南安。二月、八月採根曝乾。

【按】《列仙傳》云：山圖服羌活、獨活，則似二名，護羌、胡王皆羌字緩聲，猶專諸為專設諸，庚公差為庚公之斯，非有義也。

‖ 車前子 ‖

味甘，寒，無毒。主氣癃，止痛，利水道小便，除濕痹。久服輕身、耐老。一名當道（《御覽》有云：一名牛舌，《大觀本》作牛遺，黑字）。生平澤。

《名醫》曰：一名芣苢，一名蝦蟆衣，一名牛

遺，一名勝舄，生真定丘陵阪道中，五月五日採，陰乾。

【按】《說文》云：芣一曰芣苢，苢，芣苢，一名馬舄，其實如李，令人宜子。

《周書》所說，《廣雅》云：當道，馬舄也。《爾雅》云：芣苢，馬舄；馬舄，車前。

郭璞云：今車前草，大葉長穗，好生道邊，江東呼為蝦蟆衣。又蕍，牛蘈。

孫炎云：車前，一名牛蘈。

《毛詩》云：採採芣苢；《傳》云：芣苢，馬舄；馬舄，車前也。

陸璣云：馬舄，一名車前，一名當道，喜在牛跡中生，故曰車前當道也，今藥中車前子是也。幽州人謂之牛舌草。

‖ 木　香 ‖

味辛，溫。主邪氣，辟毒疫瘟鬼，強志。主淋露（《御覽》引云：主氣不足。《大觀本》作黑字）。久服，不夢寤魘寐（《御覽》引云：一名密青。又云：輕身，致神仙，《大觀本》俱作黑字）。生山谷。

《名醫》曰：一名蜜香。生永昌。

‖ 薯 蕷 ‖（《御覽》作署豫，是）

味甘，溫。主傷中，補虛羸，除寒熱邪氣，補中，益氣力，長肌肉。久服耳目聰明，輕身、不饑、延年。一名山芋。生山谷。

《吳普》曰：薯蕷，一名諸署（《御覽》作署豫，作諸署，《藝文類聚》亦作諸）。齊越，名山芋，一名修脆，一名兒草（《御覽》引云，秦楚名玉延，齊越名山芋，鄭趙名山芋，一名玉延）。神農：甘，小溫；桐君、雷公：甘（《御覽》作苦），無毒。或生臨朐鐘山，始生，赤莖細蔓，五月華白，七月實青黃，八月熟落，根中白，皮黃。類芋（《御覽》引云：二月、八月採根，惡甘遂）。

《名醫》曰：秦楚名玉延，鄭越名土諸。生嵩山，二月、八月採根，曝乾。

【按】《廣雅》云：玉延，薯豫，署蕷也；《北山經》云：景山草多薯豫；郭璞云：根似羊蹄可食，今江南單呼為薯，語有輕重耳；《范子計然》云：薯豫，本出三輔，白色者善；《本草衍義》云：山藥，上一字犯宋英廟諱，下一字曰蕷，唐代宗名豫，故改下一字為藥。

‖ 薏苡仁 ‖

味甘，微寒。主筋急拘攣，不可屈伸，風濕痹，下氣。久服輕身、益氣。其根下三蟲，一名解蠡。生平澤及田野。

《名醫》曰：一名屋菼，一名起實，一名贛。生真定，八月採實，採根無時。

【按】《說文》云：蘠，蘠苢，一曰蘠英。贛，一曰薏苢。《廣雅》云：贛，起實，蘠目也。《吳越春秋》：鯀娶於有莘氏之女，名曰女嬉，年壯未孳，嬉於砥山，得薏苡而吞之，意若為人所感，因而妊孕。《後漢書·馬援傳》：援在交趾，常餌薏苡實，用能輕身、省欲，以勝瘴。蘠，俗作薏，非。

‖ 澤　瀉 ‖

味甘，寒。主風、寒、濕痹，乳難，消水，養五臟，益氣力，肥健。久服耳目聰明，不饑，延年輕身，面生光，能行水上。一名水瀉，一名芒芋，一名鵠瀉。生池澤。

《名醫》曰：生汝南，五、六、八月採根，陰乾。

【按】《說文》云：蕒，水舄也；《爾雅》云：蕍舄；郭璞云：今澤舄，又蕒，牛脣；郭璞云：《毛詩傳》云：水蕮也，如續斷，寸寸有節，拔之可復；《毛詩》云：言採其蕒；《傳》云：蕒，水舄也；陸璣云：今澤舄也，其葉如車前草大，其味亦相似，徐州廣陵人食之。

‖遠 志‖

味苦，溫。主咳逆傷中，補不足，除邪氣，利九竅，益智慧，耳目聰明，不忘，強志倍力。久服輕身不老。葉名小草，一名棘菀（陸德明《爾雅音義》引作莧），一名葽繞（《御覽》作要繞），一名細草。生川谷。

《名醫》曰：生太山及冤句。四月採根、葉，陰乾。

【按】《說文》云：蒬，棘蒬也；《廣雅》云：蕀苑，遠志也，其上謂之小草；《爾雅》云：葽繞，蕀蒬；郭璞云：今遠志也，似蔴黃，赤華，葉銳而黃。

‖龍 膽‖

味苦寒。主骨間寒熱，驚癇邪氣，續絕傷，定

五臟，殺蠱毒。久服益智不忘，輕身耐老。一名陵游。生山谷。

《名醫》曰：生齊朐及冤句。二月、八月、十一月、十二月採根，陰乾。

‖ 細　辛 ‖

味辛，溫。主咳逆，頭痛，腦動，百節拘攣，風濕痹痛，死肌。久服明目，利九竅，輕身長年。一名小辛。生山谷。

《吳普》曰：細辛，一名細草（《御覽》引云：一名小辛）。神農、黃帝、雷公、桐君：辛，小溫；岐伯：無毒；李氏：小寒。如葵葉，色赤黑，一根一葉相連（《御覽》引云：三月、八月採根）。

《名醫》曰：生華陰。二月、八月採根，陰乾。

【按】《廣雅》云：細條、少辛，細辛也；《中山經》云：浮戲之山，上多少辛；郭璞云：細辛也；《管子・地員篇》云：小辛，大蒙；《范子計然》云：細辛，出華陰，色白者，善。

‖ 石　斛 ‖

味甘，平。主傷中，除痹，下氣，補五臟虛

勞、羸瘦，強陰。久服厚腸胃、輕身、延年。一名林蘭（《御覽》引云：一名禁生。《大觀本》作黑字）。生山谷。

《吳普》曰：石斛，神農：甘，平；扁鵲：酸；李氏：寒（《御覽》）。

《名醫》曰：一名禁生，一名杜蘭，一名石蓫，生六安水旁石上，七月、八月採莖，陰乾。

【按】《范子計然》云：石斛，出六安。

‖ 巴戟天 ‖

味辛，微溫。主大風邪氣，陰痿不起，強筋骨，安五臟，補中，增志，益氣。生山谷。

《名醫》曰：生巴郡及下邳，二月、八月採根，陰乾。

‖ 白 英 ‖

味甘寒。主寒熱，八疸，消渴，補中益氣。久服輕身延年。一名穀菜（元本誤作黑字）。生山谷。

《名醫》曰：一名白草，生益州，春採葉，夏採莖，秋採花，冬採根。

【按】《爾雅》云：苻，鬼目；郭璞云：今江

東有鬼目草，莖似葛，葉圓而毛，子如耳也，赤色叢生；《唐本》注白英云：此鬼目草也。

‖ 白 蒿 ‖

味甘，平。主五臟邪氣，風寒濕痹，補中益氣，長毛髮令黑，療心懸、少食常饑。久服輕身、耳目聰明、不老。生川澤。

《名醫》曰：生中山，二月採。

【按】《說文》云：蘩，白蒿也；艾，冰台也。《廣雅》云：蘩，母，蔏勃也。《爾雅》云：艾，冰台。郭璞云：今艾，白蒿。《夏小正》云：二月採蘩。

《傳》云：蘩，由胡。由胡者，繁母也。繁母者，旁勃也。《爾雅》云：蘩，皤蒿。

郭璞云：白蒿。又蘩，由胡，《郭璞》云：未詳。《毛詩》云：於以採蘩。

《傳》云：蘩，皤蒿也，又採蘩祁祁。《傳》云：蘩，白蒿也。陸璣云：凡艾，白色者，為皤蒿。《楚辭》王逸注云：艾，白蒿也。

【按】皤、白，音義皆相近。艾，是藥名，《本草經》無者，即白蒿是也。《名醫》別出艾條，非。

‖ 赤　箭 ‖

味辛，溫，無毒。主殺鬼精物、蠱毒惡氣。久服益氣力，長陰、肥健，輕身增年。一名離母，一名鬼督郵。生川谷。

《吳普》曰：鬼督郵，一名神草，一名閻狗。或生太山，或少室。莖、箭赤，無葉，根如芋子。三月、四月、八月採根，日干。治癰腫（《御覽》）。

《名醫》曰：生陳倉雍州及太山少室。三月、四月、八月採根，曝乾。

【按】《抱朴子》云：按仙方中有合離草，一名獨搖，一名離母。所以謂之合離、離母者，此草為物，下根如芋魁，有遊子十二枚周環之，去大魁數尺，雖相須，而實不相連，但以氣相屬耳。《別說》云：今醫家見用天麻，即是此赤箭根。

‖ 奄閭子 ‖（舊作庵閭，《御覽》作奄閭，是）

味苦，微寒。主五臟瘀血，腹中水氣，臚張，留熱，風寒、濕痹，身體諸痛。久服輕身、延年、不老。生川谷。

《吳普》曰：奄閭；神農、雷公、桐君、岐

伯：苦，小溫，無毒；李氏：溫。或生上黨，葉青厚兩相當。七月花日，九月實黑，七月、九月、十月採，驢馬食，仙去（《御覽》）。

《名醫》曰：駏驢食之，神仙。生雍州，亦生上黨及道邊。十月採實，陰乾。

【按】《司馬相如賦》有奄閭。張揖云：奄閭，蒿也。子，可治疾。

‖ 析蓂子 ‖

味辛，微濕。主明目，目痛淚出，除痺，補五臟，益精光。久服輕身不老。一名蔑菥，一名大蕺，一名馬辛。生川澤及道旁。

《吳普》曰：析蓂，一名析目，一名榮冥，一名馬騂。雷公、神農、扁鵲：辛；李氏：小溫。四月採乾，二十日生道旁。得細辛，良。畏乾薑、苦參、蓍實。神農：無毒。生野田，五月五日採，陰乾。治腹脹（《御覽》）。

《名醫》曰：一名大蕺。生咸陽。四月、五月採，曝乾。

【按】《說文》云：蓂，析蓂，大蕺也；《廣雅》云：析蓂，馬辛也。

《爾雅》云：析蓂、大蕺；郭璞云：蕺，葉

細，俗呼之曰老蓍。舊作蓄，非。

‖ 蓍 實 ‖

味苦，平。主益氣，充肌膚，明目、聰慧、先知。久服不饑、不老、輕身。生山谷。

《吳普》曰：蓍實，味苦，酸，平，無毒。主益氣，充肌膚，明目，聰慧，先知。久服不饑、不老、輕身。生少室山谷。八月、九月採實，曝乾（《御覽》）。

《名醫》曰：生少室。八月、九月採實，日乾。

【按】《說文》云：蓍，蒿屬，生千歲，三百莖；《史記‧龜策傳》云：蓍，百莖共一根。

‖ 赤 芝 ‖

味苦，平。主胸中結，益心氣，補中，增慧智不忘。久食輕身不老，延年、神仙。一名丹芝。

‖ 黑 芝 ‖

味鹹，平。主癃，利水道，益腎氣，通九竅，聰察。久食輕身不老，延年神仙。一名玄芝。生川谷。

‖ 青 芝 ‖

味酸，平。主明目，補肝氣，安精魂，仁恕，久食輕身不老，延年神仙。一名玄芝。生川谷。

‖ 白 芝 ‖

味辛，平。主咳逆上氣，益肺氣，通利口鼻，強志意勇悍，安魄。久食輕身不老，延年神仙。一名玉芝。生川谷。

‖ 黃 芝 ‖

味甘，平。主心腹五邪，益脾氣，安神，忠信和樂。久食輕身不老，延年神仙。一名金芝。生川谷。

‖ 紫 芝 ‖

味甘，溫。主耳聾，利關節，保神益精氣，堅筋骨，好顏色。久服輕身、不老、延年。一名木芝。生山谷（舊作六種，今並）。

《吳普》曰：紫芝，一名木芝。生川谷。

《名醫》曰：赤芝生霍山，黑芝生恒山，青芝生太山，白芝生華山，黃芝生嵩山，紫芝生高夏地

上，色紫，形如桑（《御覽》）。六芝皆無毒，六月、八月採。

【按】《說文》云：芝，神草也；《爾雅》云：茵芝；郭璞云：芝，一歲三華，瑞草；《禮內則》云：芝栭；盧植注云：芝，木芝也；《楚辭》云：採三秀於山間；王逸云：三秀，謂芝草；《後漢書・華佗傳》，有漆葉青面散，注引佗傳曰：青面者，一名地節，一名黃芝，主理五臟，益精氣。本《字書》無面字，相傳音女廉反；《列仙傳》云：呂尚服澤芝；《抱朴子・仙藥篇》云：赤者如珊瑚，白者如截肪，黑者如澤漆，青者如翠羽，黃者如紫金，而皆光明洞徹，如堅冰也。

‖ 卷　柏 ‖

味辛，溫。主五臟邪氣，女子陰中寒熱痛、癥瘕、血閉、絕子。久服輕身，和顏色，一名萬歲。生山谷石間。

《吳普》曰：卷柏，神農：辛；桐君、雷公：甘（《御覽》引云：一名豹足，一名求股，一名萬歲，一名神枝，時。生山谷）。

《名醫》曰：一名豹足，一名求股，一名交時。生常山。五月、七月採，陰乾。

【按】《范子計然》云：卷柏，出三輔。

‖ 藍　實 ‖

味苦，寒。主解諸毒，殺蠱、蚑、注鬼、螫毒。久服頭不白，輕身。生平澤。

《名醫》曰：其莖葉可以染青。生河內。

【按】《說文》云：葳，馬藍也。藍，染青草也。《爾雅》云：葳，馬藍。郭璞云：今大葉冬藍也。《周禮》掌染草，鄭注云：染草，藍茜，象斗之屬。《夏小正》：五月啟灌藍。《毛詩》云：終朝採藍。《箋》云：藍，染草也。

‖ 芎　藭 ‖

味辛，溫。主中風入腦，頭痛，寒痹，筋攣緩急，金瘡，婦人血閉無子。生川谷。

《吳普》曰：芎藭（《御覽》引云：一名香果），神農、黃帝、岐伯、雷公：辛，無毒；扁鵲：酸，無毒；李氏：生溫，熟寒。或生胡無桃山陰，或太山（《御覽》作或斜谷西嶺）。葉香細青黑，文赤如藁本，冬夏叢生，五月華赤，七月實黑，莖端兩葉。三月採。根有節，似馬銜狀。

《名醫》曰：一名胡藭，一名香果。其葉名蘼

蕪，生武功斜谷西嶺。三月、四月採根，曝乾。

【按】《說文》云：營，營蘺，香草也。芎，司馬相如說：或從弓。《春秋左傳》云：有山鞠窮乎。杜預云：鞠窮所以禦濕。《西山經》云：號山，其草多芎藭。郭璞云：芎藭，一名江蘺。《范子計然》云：芎藭生始無，枯者，善（有脫字）。《司馬相如賦》：有芎藭。司馬貞引司馬彪云：芎藭，似藁本。郭璞云：今歷陽呼為江蘺。

‖ 蘼 蕪 ‖

味辛，溫。主咳逆，定驚氣，辟邪惡，除蠱毒鬼注，去三蟲。久服通神。一名薇蕪。生川澤。

《吳普》曰：蘪蕪，一名芎藭（《御覽》）。

《名醫》曰：一名茳蘺，芎藭苗也。生雍州及冤句，四月、五月採葉，曝乾。

【按】《說文》云：蘪，蘪蕪也。蘺，茳蘺。

《爾雅》云：靳茝，蘪蕪。

郭璞云：香草，葉小如委狀。

《淮南子》云：似蛇床。

《山海經》云：臭如蘪蕪。

《司馬相如賦》有茳蘺、蘪蕪。

司馬貞引樊光云：藁本，一名蘪蕪，根名靳芷。

‖ 黃　連 ‖

味苦，寒。主熱氣目痛，眥傷泣出，明目
（《御覽》引云：主莖傷。《大觀本》無），腸
澼，腹痛下利，婦人陰中腫痛。久服令人不忘。一
名王連。生川谷。

《吳普》曰：黃連；神農、岐伯、黃帝、雷
公：苦，無毒；李氏：小寒。或生蜀郡、太山之陽
（《御覽》）。

《名醫》曰：生巫陽及蜀郡、太山，二月、八
月採。

【按】《廣雅》云：王連，黃連也；《范子計
然》云：黃連出蜀郡，黃肥堅者，善。

‖ 絡　石 ‖

味苦，溫。主風熱，死肌，癰傷，口乾舌焦，
癰腫不消，喉舌腫，水漿不下。久服輕身明目，潤
澤好顏色，不老延年。一名石鯪。生川谷。

《吳普》曰：落石，一名鱗石，一名明石，一
名縣石，一名雲華，一名雲珠，一名雲英，一名雲
丹。神農：苦，小溫；雷公：苦，無毒；扁鵲、桐
君：甘，無毒；李氏：大寒。雲藥中君，採無時

（《御覽》）。

《名醫》曰：一名石磋，一名略石，一名明石，一名領石，一名縣石。生太山或石山之陰，或高山岩石上，或生人間。正月採。

【按】《西山經》云：上申之山多硌石，疑即此；郭璞云：硌，磊硌大石貌，非也；《唐本》注云：俗名耐冬，山南人謂之石血，以其包絡石木而生，故名絡石，《別錄》謂之石龍藤，以石上生者，良。

‖ 蒺藜子 ‖

味苦，溫，無毒。主惡血，破癥結積聚，喉痹，乳難。久服長肌肉，明目輕身。一名旁通，一名屈人，一名止行，一名豺羽，一名升推（《御覽》引云：一名君水香。《大觀本》無文）。生平澤或道旁。

《名醫》曰：一名即藜，一名茨，生馮翊。七月、八月採實，曝乾。

【按】《說文》云：薺，蒺藜也；《詩》曰：牆上有薺，以茨為茅葦，開屋宇；《爾雅》云：茨，蒺藜；郭璞云：布地蔓生細葉，子有三角刺人；《毛詩》云：牆有茨；《傳》云：茨，蒺藜

也，舊本作蒺藜，非。

‖ 黃 耆 ‖

味甘，微溫。主癰疽久敗瘡，排膿止痛，大風癩疾，五痔，鼠瘻，補虛，小兒百病。一名戴糝。生山谷。

《名醫》曰：一名戴椹，一名獨椹，一名芰草，一名蜀脂，一名百本。生蜀郡白水漢中。二月、十月採，陰乾。

‖ 肉蓯蓉 ‖

味甘，微溫。主五勞七傷，補中，除莖中寒熱痛，養五臟，強陰，益精氣，多子，婦人癥。久服輕身。生山谷。

《吳普》曰：肉蓯蓉，一名肉松蓉。神農、黃帝：鹹；雷公：酸，小溫（《御覽》作李氏：小溫）。生河西（《御覽》作東）山陰地，長三四寸，叢生，或代郡（《覽御》下有雁門二字）。二月至八月採（《御覽》引云：陰乾用之）。

《名醫》曰：生河西及代郡雁門。五月五日採，陰乾。

【按】《吳普》云：一名肉松蓉，當是古本。

蓉，即是容字，俗寫蓯蓉，非正字也。陶弘景云：是野馬精落地所生，生時似肉，舊作肉蓯蓉，非。

‖ 防　風 ‖

味甘，溫，無毒。主大風、頭眩痛，惡風，風邪目盲無所見。風行周身，骨節疼痺（《御覽》作痛），煩滿。久服輕身。一名銅芸（《御覽》作芒）。生川澤。

《吳普》曰：防風，一名回雲，一名回草，一名百枝，一名蕳根，一名百韭，一名百種。神農、黃帝、岐伯、桐君、雷公、扁鵲：甘，無毒；李氏：小寒。或生邯鄲上蔡。正月生葉，細圓，青黑黃白，五月花黃；六月實黑。三月、十月採根，日干。琅琊者，良（《御覽》）。

《名醫》曰：一名茴草，一名百枝，一名屏風，一名蕳根，一名百蜚。生沙苑及邯鄲、琅琊、上蔡。二月、十月採根，曝乾。

【按】《范子計然》云：防風，出三輔。白者，善。

‖ 蒲　黃 ‖

味甘，平。主治心腹、膀胱寒熱，利小便，止

血，消瘀血。久服輕身，益氣力，延年神仙。生池澤。

《名醫》曰：生河東，四月採。

【按】《玉篇》云：薃，謂今蒲頭有台，臺上有重台，中出黃，即蒲黃。陶弘景云：此即蒲厘花上黃粉也。《仙經》亦用此。考《爾雅》苻離，其上薃，苻離與蒲厘聲相近，疑即此。

‖ 香 蒲 ‖

味甘，平。主五臟、心下邪氣，口中爛臭，堅齒，明目，聰耳。久服輕身、耐老（《御覽》作能老）。一名睢（《御覽》云睢蒲）。生池澤。

《吳普》曰：睢，一名睢石，一名香蒲。神農、雷公：甘。生南海池澤中（《御覽》）。

《名醫》曰：一名醮石。生南海。

【按】《說文》云：菩，草也；《玉篇》云：菩，香草也，又音蒲；《本草圖經》云：香蒲，蒲黃苗也，春初生嫩葉，未出水時，紅白色，茸茸然，《周禮》以為菹。

‖ 續 斷 ‖

葉苦，微溫。主傷寒，補不足，金瘡癰傷，折

跌，續筋骨，婦人乳難（《御覽》作乳癰，云崩中、漏血，《大觀本》作黑字）。久服益氣力。一名龍豆，一名屬折。生山谷。

《名醫》曰：一名接骨，一名南草，一名槐。生常山。七月、八月採，陰乾。

【按】《廣雅》云：褢，續斷也。

《范子計然》云：續斷，出三輔。

《桐君藥錄》云：續斷，生蔓延，葉細，莖如荏大，根本黃白，有汁。七月、八月採根。

‖ 漏　蘆 ‖

味苦，鹹寒。主皮膚熱、惡瘡、疽痔、濕痹，下乳汁。久服輕身益氣，耳目聰明，不老延年。一名野蘭。生山谷。

《名醫》曰：生喬山。八月採根，陰乾。

【按】《廣雅》云：飛廉，漏蘆也；陶弘景云：俗中取根，名鹿驪。

‖ 營　實 ‖

味酸，溫。主癰疽惡瘡，結肉，跌筋，敗瘡，熱氣，陰蝕不療，利關節。一名牆薇，一名牆麻，一名牛棘。生川谷。

《吳普》曰：薔薇，一名牛勒，一名牛膝，一名薔薇，一名山棗（《御覽》）。

《名醫》曰：一名牛勒，一名薔蘼，一名山棘。生零陵及蜀郡。八月、九月採，陰乾。

【按】陶弘景云：即是牆薇子。

‖ 天名精 ‖

味甘，寒。主瘀血、血瘕欲死、下血。止血，利小便。久服輕身耐老。一名麥句薑，一名蝦蟆藍，一名豕首。生川澤。

《名醫》曰：一名天門精，一名玉門精，一名彘顱，一名蟾蜍蘭，一名覲。生平原，五月採。

【按】《說文》云：薽，豕首也。《爾雅》云：茢薽，豕首。郭璞云：今江東呼豨首，可以焰蠶蛹。陶弘景云：此即今人呼為豨薟；《唐本》云：鹿活草是也。

《別錄》一名天蔓菁，南文呼為地松。掌禹錫云：陳藏器別立地菘條，後人不當仍其謬。

‖ 決明子 ‖

味鹹，平。主青盲、目淫、膚赤，白膜、眼赤痛、淚出。久服益精光（《太平御覽》引作理目珠

精。理，即治字），輕身。生川澤。

《吳普》曰：決明子，一名草決明，一名羊明（《御覽》）。

《名醫》曰：生龍門。石決明，生豫章。十月採，陰乾百日。

【按】《廣雅》云：羊躑躅，英光也，又決明，羊明也；《爾雅》云：薢茩，英光；郭璞云：英，明也，葉黃銳，赤華，實如山茱萸；陶弘景云：形似馬蹄決明。

‖ 丹　參 ‖

味苦，微寒。主心腹邪氣，腸鳴幽幽如走水，寒熱積聚。破癥除瘕，止煩滿，益氣。一名郤蟬草。生川谷。

《吳普》曰：丹參，一名赤參，一名木羊乳，一名郤蟬草。神農、桐君、黃帝、雷公、扁鵲：苦，無毒；李氏：大寒。岐伯：鹹，生桐柏，或生太山山陵陰。莖華小方如荏，毛，根赤。四月華紫，五月採根，陰乾，治心腹痛（《御覽》）。

《名醫》曰：一名赤參，一名木羊乳。生桐柏山及太山。五月採根，曝乾。

【按】《廣雅》云：郤蟬，丹參也。

‖ 茜 根 ‖

味苦，寒。主寒濕風痹，黃疸。補中。生川谷。

《名醫》曰：可以染絳。一名地血，一名茹藘，一名茅蒐，一名茜，生喬山。二月、三月採根，曝乾。

【按】《說文》云：茜，茅搜也。搜，茅搜，茹藘。人血所生，可以染絳，從草從鬼。《廣雅》云：地血，茹藘，茜也。《爾雅》云：茹藘，茅鬼。郭璞云：今茜也，可以染絳。《毛詩》云：茹藘在阪。《傳》云：茹藘，茅搜也。陸璣云：一名地血，齊人謂之茜，徐州人謂之牛蔓。徐廣注《史記》云：茜，一名紅藍，其花染繒，赤黃也。

【按】《名醫》別出紅藍條，非。

‖ 飛 廉 ‖

味苦，平。主骨節熱，脛重酸疼。久服令人身輕。一名飛輕（已上四字，原本黑字）。生川澤。

《名醫》曰：一名伏兔，一名飛雉，一名木禾。生河內。正月採根；七月、八月採花。陰乾。

【按】《廣雅》云：伏豬，木禾也。飛廉，漏

蘆也。陶弘景云：今既別有漏蘆，則非。此別名耳。

‖ 五味子 ‖

味酸，溫。主益氣，咳逆上氣，勞傷羸瘦，補不足，強陰，益男子精（《御覽》引云，一名會及。《大觀本》作黑字）。生山谷。

《吳普》曰：五味子，一名元及（《御覽》）。

《名醫》曰：一名會及，一名元及。生齊山及代郡，八月採實，陰乾。

【按】《說文》云：菋，荎豬也。荎，荎藸草也。藸，荎藸也。《廣雅》云：會及，五味也。《爾雅》云：菋，荎藸。郭璞云：五味也，蔓生子，叢在莖頭。《抱朴子·仙藥篇》云：五味者，五行之精。其子有五味。移門子服五味子十六年，色如玉女，入水不沾，入火不灼也。

‖ 旋　花 ‖

味甘，溫。主益氣，去面皯（《御覽》作黠）黑色，媚好（《御覽》作令人色悅澤）。其根味辛。主腹中寒熱邪氣，利小便。久服不饑輕身。一

名筋根花，一名金沸（《御覽》引云：一名美草。《大觀本》作黑字）。生平澤。

《名醫》曰：生豫州。五月採，陰乾。

【按】陶弘景云：東人呼為山薑，南人呼為美草。《本草衍義》云：世又謂之鼓子花。

‖ 蘭 草 ‖

味辛，平。主利水道，殺蠱毒，辟不祥。久服益氣，輕身不老，通神明。一名水香。生池澤。

《名醫》曰：生大吳。四月、五月採。

【按】《說文》云：蘭，香草也；《廣雅》云：蕳，蘭也；《易》：其臭如蘭。鄭云：蘭，香草也。《夏小正》：五月蓄蘭。《毛詩》云：方秉蕳分。《傳》云：蕳，蘭也。陸璣云：蕳，即蘭，香草也。其莖葉似藥草澤蘭。《范子計然》云：大蘭，出漢中三輔；蘭，出河東宏農，白者善。元楊齊賢注李白詩引《本草》云：蘭草、澤蘭，二物同名。蘭草，一名水香，雲，都梁是也。

《水經》：零陵郡，都梁縣西，小山上，有淳水，其中悉生蘭草，綠葉紫莖；澤蘭，如薄荷，微香，荊湘嶺南人家多種之，與蘭大抵相類。顏師古以蘭草為澤蘭，非也。

‖ 蛇床子 ‖

味苦，平。主婦人陰中腫痛，男子陰痿，濕癢，除痺氣，利關節，癲癇惡瘡。久服輕身。一名蛇粟。生川谷及田野。

《吳普》曰：蛇床，一名蛇珠（《御覽》）。

《名醫》曰：一名蛇粟，一名虺床，一名思鹽，一名繩毒，一名棗棘，一名牆蘼，生臨淄。五月採實，陰乾。

【按】《廣雅》云：蛇粟，馬床，蛇床也。《爾雅》云：盱虺床。《淮南子‧汜論訓》云：亂人者，若蛇床之與蘼蕪。

‖ 地膚子 ‖

味苦，寒。主膀胱熱，利小便，補中，益精氣。久服耳目聰明、輕身、耐老。一名地葵（《御覽》引云：一名地華，一名地脈。《大觀本》無一名地華四字；脈，作麥，皆黑字）。生平澤及田野。

《名醫》曰：一名地麥。生荊州。八月、十月採實，陰乾。

【按】《廣雅》云：地葵，地膚也。《列仙

傳》云：文賓服地膚。鄭樵云：地膚曰落帚，亦曰地掃。《爾雅》云：莁，馬帚，即此也。今人亦用為帚。

‖ 景　天 ‖

味苦，平。主大熱、火瘡、身熱煩、邪惡氣。花，主女人漏下赤白、輕身、明目。一名戒火，一名慎火（《御覽》引云：一名水母。《大觀本》作黑字，水作火）。生川谷。

《名醫》曰：一名火母，一名救火，一名據火。生太山。四月四日、七月七日採，陰乾。

【按】陶弘景云：今人皆盆養之於屋上，云以辟火。

‖ 茵　陳 ‖（《御覽》作茵蒿）

味苦，平。主風、濕、寒、熱邪氣，熱結黃疸。久服輕身、益氣耐老（《御覽》作能老）。生丘陵阪岸上。

《吳普》曰：因塵，神農、岐伯、雷公：苦，無毒；黃帝：辛，無毒；生田中，葉如藍。十一月採（《御覽》）。

《名醫》曰：白兔食之仙。生太山。五月及立

秋採，陰乾。

【按】《廣雅》云：因塵，馬先也。陶弘景云：《仙經》云，白蒿，白兔食之，仙，而今茵陳乃云此，恐非耳。陳藏器云：茵陳，經冬不死，因舊苗而生，故名茵陳，後加蒿字也。據此，知舊作茵陳蒿，非。

【又按】《廣雅》云：馬先，疑即馬新蒿，亦白蒿之類。

‖ 杜　若 ‖

氣味辛，微溫。主胸脅下逆氣，溫中，風入腦戶，頭腫痛，多涕淚出。久服益精（《藝文類聚》引作益氣）、明目輕身。一名杜衡（《藝文類聚》引作蘅，非）。生川澤。

《名醫》曰：一名杜連，一名白連，一名白芩，一名若芝。生武陵及冤句。二月、八月採根，曝乾。

【按】《說文》云：若，杜若，香草。《廣雅》云：楚蘅，杜蘅也。《西山經》云：天帝之上有草焉，其狀如葵，其臭如蘼蕪，名曰杜蘅。

《爾雅》云：杜，土鹵。郭璞云：杜蘅也，似葵而香。《楚辭》云：採芳州兮杜若。

《范子計然》云：杜若，生南郡漢中。又云：秦蘅，出於隴西天水。

沈括《補筆談》云：杜若，即今之高良薑。後人不識，又別出高良薑條。

【按】《經》云：一名杜蘅，是《名醫》別出杜蘅條，非也。衡，正字，俗加草。

‖ 沙 參 ‖

味苦，微寒。主血積驚氣，除寒熱，補中，益肺氣。久服利人，一名知母。生川谷。

《吳普》曰：白沙參，一名苦心，一名識美，一名虎鬚，一名白參，一名志取，一名文虎。神農、黃帝、扁鵲：無毒；岐伯：鹹；李氏：大寒。生河內川谷，或般陽瀆山。

三月生，如葵，葉青，實白如芥，根大白如蕪菁。三月採（《御覽》）。

《名醫》曰：一名苦心，一名志取，一名虎鬚，一名白參，一名識美，一名文希。生河內及冤句、般陽續山。二月、八月採根，曝乾。

【按】《廣雅》云：苦心，沙參也。其蒿，青蘘也。《范子計然》云：白沙參，出洛陽白者，善。

‖ 白兔藿 ‖

味苦，平。主蛇虺，蜂蠆，獢狗，菜、肉、蠱毒，鬼注。一名白葛。生山谷。

《吳普》曰：白兔藿，一名白葛谷（《御覽》）。

《名醫》曰：生交州。

【按】陶弘景云：都不聞有識之者，都富似葛耳。《唐本》注云：此草荊襄山谷大有，俗謂之白葛。

‖ 徐長卿 ‖

味辛，溫。主鬼物百精，蠱毒疫疾，邪惡氣，溫瘧。久服強悍輕身。一名鬼督郵。生山谷。

《吳普》曰：徐長卿，一名石下長卿。神農、雷公：辛，或生隴西。三月採（《御覽》）。

《名醫》曰：生太山及隴西。三月採。

【按】《廣雅》云：徐長卿，鬼督郵也。陶弘景云：鬼督郵之名甚多，今俗用徐長卿者，其根正如細辛，小短扁扁爾，氣亦相似。

‖ 石龍芻 ‖

味苦，微寒。主胸腹邪氣，小便不利，淋閉，

風濕，鬼注，惡毒。久服補虛羸，輕身，耳目聰明，延年。一名龍鬚，一名續斷，一名龍珠。生山谷。

《吳普》曰：龍芻，一名龍多，一名龍鬚，一名續斷，一名龍本，一名草毒，一名龍華，一名懸莞。神農、李氏：小寒；雷公、黃帝：苦，無毒；扁鵲：辛，無毒。生梁州。七月七日採（《御覽》此條，誤附續斷）。

《名醫》曰：一名龍華，一名懸莞，一名草毒。生梁州濕地。五月、七月採莖，曝乾。

【按】《廣雅》云：龍木，龍鬚也。《中山經》云：賈超之山，其中多龍修。郭璞云：龍鬚也，似莞而細。生山石穴中。莖列垂，可以為席。《別錄》云：一名方賓。鄭樵云：《爾雅》所為蘪鼠莞也。舊作蒻，非。

‖ 薇 銜 ‖

味苦，平。主風濕痹、曆節痛、驚癇、吐舌、悸氣、賊風、鼠瘻、癰腫。一名糜銜。生川澤。

《吳普》曰：薇蘅，一名糜痹，一名無顛，一名承膏，一名丑，一名無心（《御覽》）。

《名醫》曰：一名承膏，一名承肌，一名無

心，一名無顛。生漢中及宛句、邯鄲，七月採莖、葉，陰乾。

‖ 雲 實 ‖

味辛，溫。主泄利（舊作痢，《御覽》作泄利），腸澼，殺蟲，蠱毒，去邪惡結氣，止痛，除熱。花，主見鬼精物；多食，令人狂走；久服，輕身、通神明。生川谷。

《吳普》曰：雲實，一名員實，一名天豆。神農：辛，小溫；黃帝：鹹；雷公：苦。葉如麻，兩兩相值，高四五尺，大莖空中，六月花，八月、九月實，十月採（《御覽》）。

《名醫》曰：一名員實，一名雲英，一名天豆。生河間。十月採，曝乾。

【按】《廣雅》云：天豆，雲實也。

‖ 王不留行 ‖

味苦，平。主金瘡，止血逐痛，出刺，除風痺內寒。久服輕身耐老（《御覽》作能老），增壽。生山谷。

《吳普》曰：王不留行，一名王不流行。神農：苦，平；岐伯、雷公：甘。三月、八月採

（《御覽》）。

【按】鄭樵云：王不留行，曰禁宮花，曰剪金花，葉似花，實作房。

‖ 升　麻 ‖

味甘，辛（《大觀本》作甘，平）。主解百毒，殺百精老物殃鬼，辟瘟疫瘴邪蠱毒，入口皆吐出；中惡腹痛，時氣毒癘，頭痛風熱，風腫諸毒，喉痛口瘡。久服不夭（《大觀本》作：主解百毒，殺百精老物殃鬼，辟瘟疫瘴氣、邪氣蟲毒。此用《御覽》文）。一名周麻（《大觀本》作周麻）。生山谷（舊作黑字，據《吳普》有云：神農：甘。則《本經》當有此，今增入）。

《吳普》曰：升麻；神農：甘（《御覽》）。

《名醫》曰：生益州，二月、八月採根，日乾。

【按】《廣雅》云：周麻，升麻也（此據《御覽》）。

‖ 青　蘘 ‖

味甘，寒。主五臟邪氣，風、寒、濕痹。益氣，補腦髓，堅筋骨。久服耳目聰明、不饑、不

老、增壽。巨勝苗也。生川谷（舊在米谷部，非）。

《吳普》曰：青蘘，一名夢神。神農：苦；雷公：甘（《御覽》）。

《名醫》曰：生中原。

【按】《抱朴子‧仙藥篇》云：《孝經‧援神契》曰：巨勝延年。又云：巨勝，一名胡麻。餌服之，不老、耐風濕、補衰老也。

‖ 姑　活 ‖

味甘，溫。主大風邪氣，濕痹寒痛。久服輕身、益壽、耐老。一名冬葵子（舊在《唐本草》中，無毒，今增）。

《名醫》曰：生河東。

【按】《水經注》解縣引《神農本草》云：地有固活、女疏、銅芸、紫菀之族也。陶弘景云：方藥亦無用此者，乃有固活丸，即是野葛一名。此又名冬葵子，非葵菜之冬葵子，療體乖異。

‖ 別　羈 ‖

味苦，微溫。主風、寒、濕痹，身重，四肢疼酸，寒邪曆節痛。生川谷（舊在《唐本退》中，無

毒，今增）。

《名醫》曰：一名別枝，一名別騎，一名鱉
羈。生藍田。二月、八月採。

【按】陶弘景云：方家時有用處，今俗亦絕
耳。

‖ 屈　草 ‖

味苦微寒。主胸脅下痛，邪氣，腸間寒熱陰
痹。久服輕身、益氣、耐老（《御覽》作補益、
能老）。生川澤（舊在《唐本退》中，無毒，今
增）。

《名醫》曰：生漢中，五月採。

【按】陶弘景云：方藥不復用，俗無識者。

‖ 淮　木 ‖

味苦，平。主久咳上氣，腸中虛羸，女子陰
蝕、漏下赤白沃。一名百歲城中木。生山谷（舊在
《唐本退》中，無毒，今增）。

《吳普》曰：淮木；神農、雷公：無毒。生晉
平陽河東平澤。治久咳上氣，傷中羸虛，補中益氣
（《御覽》）。

《名醫》曰：一名炭木。生太山，採無時。

【按】李當之云：是樟樹上寄生樹，大銜枝在肌肉，今人皆以胡桃皮當之，非也。桐君云：生上洛，是木皮，狀如厚朴，色似桂白，其理一縱一橫，今市人皆削乃以厚朴，而無正縱橫理，不知此復是何物，莫測真假，何者為是也。

上草，上品七十三種，舊七十二種。考六芝當為一；升麻當白字；米穀部誤入青；《唐本草》六種，姑活、屈草、淮木，皆當入此。

‖ 牡　桂 ‖

氣味辛，溫，無毒。主上氣咳逆，結氣喉痹吐吸，利關節，補中益氣。久服通神，輕身不老。生山谷。

《名醫》曰：生南海。

【按】《說文》云：桂，江南木，百藥之長，梫桂也。

《南山經》云：招搖之山多桂。

郭璞云：桂，葉似枇杷，長二尺餘，廣數寸。味辛，白花，叢生山峰，冬夏常青，間無雜木。

《爾雅》云：梫，木桂。

郭璞云：今人呼桂皮厚者，為木桂及單名桂者，是也。一名肉桂，一名桂枝，一名桂心。

‖ 菌 桂 ‖

氣味辛，溫，無毒。主百疾，養精神，和顏色，為諸藥先聘通使。久服輕身不老，面生光華，媚好常如童子。生山谷。

《名醫》曰：生交址桂林岩崖間。無骨，正圓如竹，立秋採。

【按】《楚辭》云：雜申椒與菌桂兮。王逸云：椒桂，皆香木；《列仙傳》云：范蠡好服桂。

‖ 松 脂 ‖

味苦溫。主癰疽，惡瘡，頭瘍，白禿，疥瘙風氣。安五臟，除熱。久服輕身不老、延年。一名松膏，一名松肪。生山谷。

《名醫》曰：生太山。六月採。

【按】《說文》云：松木也，或作﨎。

《范子計然》云：松脂，出隴西。松膠者，善。

‖ 槐 實 ‖

味苦，寒。主五內邪氣熱，止涎唾，補絕傷，五痔，火瘡，婦人乳瘕，子臟急痛。生平澤。

《名醫》曰：生河南。

【按】《說文》云：槐木也。《爾雅》云：櫰，槐大葉而黑。郭璞云：槐樹葉大色黑者，名為櫰。又守宮槐葉，晝聶宵炕。郭璞云：槐葉，晝日聶合，而夜炕布者，名為守宮槐。

‖ 枸　杞 ‖

味苦，寒。主五內邪氣，熱中消渴，周痹。久服堅筋骨、輕身、不老（《御覽》作耐老）。一名杞根，一名地骨，一名枸忌，一名地輔。生平澤。

《吳普》曰：枸杞，一名枸已，一名羊乳（《御覽》）。

《名醫》曰：一名羊乳，一名卻暑，一名仙人杖，一名西王母杖。生常山及諸丘陵阪岸。冬採根，春夏採葉，秋採莖實，陰乾。

【按】《說文》云：繼，枸杞也；杞，枸杞也。《廣雅》云：地筋，枸杞也。《爾雅》云：杞，枸檵。郭璞云：今枸杞也。《毛詩》云：集于苞杞。《傳》云：杞，枸檵也。陸璣云：苦杞秋熟，正赤，服之輕身益氣；《列仙傳》云：陸通食橐盧木實。《抱朴子・仙藥篇》云：象紫，一名托盧是也，或名仙人杖，或云西王母杖，或名天門精，或名卻老，或名地骨，或名枸杞也。

‖ 柏　實 ‖

味甘，平。主驚悸，安五臟，益氣，除濕痹。久服令人悅澤美色，耳目聰明，不饑不老，輕身延年。生山谷。

《名醫》曰：生太山，柏葉尤良。田四時各依方面採，陰乾。

【按】《說文》云：柏，鞠也。《廣雅》云：栝，柏也。《爾雅》云：柏，椈熟。郭璞云：《禮記》曰：鬯，日以椈。《范子計然》云：柏脂，出三輔。上品價七千；中三千一斗。

‖ 茯　苓 ‖

味甘，平。主胸脅逆氣（《御覽》作疝氣），憂恚，驚邪恐悸，心下結痛，寒熱煩滿，咳逆，止口焦舌乾。利小便。久服安魂魄、養神、不饑、延年。一名茯菟（《御覽》作茯神。案：元本云：其有抱根者，名茯神。作黑字）。生山谷。

《吳普》曰：茯苓通神。桐君：甘；雷公、扁鵲：甘，無毒。或生茂州大松根下，入地三丈一尺。二月、七月採（《御覽》）。

《名醫》曰：其有抱根者，名茯神。生太山大

松下。二月、八月採，陰乾。

【按】《廣雅》云：茯神，茯苓也。《范子計然》云：茯苓，出嵩高三輔。《列仙傳》云：昌容採茯苓，餌而食之。《史記》褚先生云：《傳》曰，下有伏靈，上有兔絲。所謂伏靈者，在兔絲之下，狀似飛鳥之形。伏靈者，千歲松根也，食之不死。《淮南子·說林訓》云：茯苓掘，兔絲死。舊作茯，非。

‖ 榆　皮 ‖

味甘，平。主大小便不通，利水道，除邪氣。久服輕身、不饑。其實尤良。一名零榆。生山谷。

《名醫》曰：生潁川。三月採皮，取白，曝乾；八月採實。

【按】《說文》云：榆，白枌，榆也。《廣雅》云：柘榆，梗榆也。《爾雅》云：榆，白枌。郭璞云：枌榆，先生葉，卻著莢，皮色白，又藲荎。郭璞云：令雲刺榆。《毛詩》云：東門之枌；《傳》云：枌，白榆也。又山有蘧。《傳》云：樞，荎也。陸璣云：其針刺如柘，其葉如榆，渝為茹，美滑如白榆之類，有十種，葉皆相似，皮及木理異矣。

‖ 酸 棗 ‖

味酸，平。主心腹寒熱，邪結氣聚，四肢酸疼，濕痹。久服安五臟，輕身延年。生川澤。

《名醫》曰：生河東。八月採實，陰乾，四十日成。

【按】《說文》云：樲，酸棗也。《爾雅》云：樲，酸棗。郭璞云：味小實酢。孟子云：養其樲棘。趙岐云：樲棘，小棘，所謂酸棗是也。

‖ 蘗 木 ‖

味苦，寒。主五臟、腸胃中結熱，黃疸，腸痔，止泄利，女子漏下赤白，陰陽蝕瘡。一名檀桓。生山谷。

《名醫》曰：生漢中及永昌。

【按】《說文》云：檗，黃木也，蘗木也。《司馬相如賦》：有蘗。張揖云：檗木，可染者。顏師古云：蘗，黃薛也。

‖ 乾 漆 ‖

味辛，溫，無毒。主絕傷，補中，續筋骨，填髓腦，安五臟，五緩六急，風寒濕痹。生漆，去長

蟲。久服，輕身耐老。生川谷。

《名醫》曰：生漢中，夏至後採，乾之。

【按】《說文》云：桼木汁可以鬃物。象形，桼如水滴而下，以漆為漆水字。《周禮》載師云：漆林之徵。鄭元云：故書漆林為桼林。杜子春云：當為漆林。

‖ 五加皮 ‖

味辛，溫。主心腹疝氣，腹痛，益氣療躄，小兒不能行，疽瘡陰蝕。一名豺漆。

《名醫》曰：一名豺節。生漢中及冤句。五月、十月採莖，十月採根，陰乾。

【按】《大觀本草》引東華真人《煮石經》云：舜常登蒼梧山曰：厥金玉之香草，朕刖偓息正道，此乃五加也。魯定公母單服五加酒，以致不死。

‖ 蔓荊實 ‖

味苦，微寒。主筋骨間寒熱濕痹、拘攣。明目堅齒，利九竅，去白蟲。久服輕身、耐老，小荊實亦等。生山谷。

《名醫》曰：生河間、南陽、冤句或平壽都

鄉，高岸上及田野中。八月、九月採實，陰乾。

【按】《廣雅》云：牡荊，蔓荊也。《廣志》
云：楚荊也。牡荊，蔓荊也。據牡、曼聲相近，故
《本經》於蔓荊，不載所出州土，以其見牡荊也。
今或別為二條，非。

‖ 辛 夷 ‖

味辛，溫。主五臟，身體寒風，頭腦痛，面
皯。久服下氣、輕身、明目、增年、耐老。一名辛
矧（《御覽》作引），一名侯桃，一名房木。生川
谷。

《名醫》曰：九月採實，曝乾。

【按】《漢書・揚雄賦》云：列新雉於林
薄。師古云：新雉，即辛夷耳。為樹甚大，其木，
枝葉皆芳，一名新矧。

《史記・司馬相如傳》：雜以流夷。

注《漢書音義》曰：流夷，新夷也。

陶弘景云：小時氣辛香，即《離騷》所呼辛夷
者。

陳藏器云：初發如筆，北人呼為木筆，其花最
早，南人呼為迎春。

【按】唐人名為玉蕊，又曰玉蘭。

‖ 桑上寄生 ‖

味苦，平。主腰痛，小兒背強，癰腫，安胎，充肌膚，堅髮齒，長鬚眉。其實，明目，輕身通神。一名寄屑，一名寓木，一名宛童。生川谷。

《名醫》曰：一名蔦。生宏農桑樹上，三月三日，採莖，陰乾。

【按】《說文》云：蔦，寄生也。《詩》曰：蔦與女蘿，或作樢。《廣雅》云：宛童，寄生樢也。又寄屏，寄生也。《中山經》云：龍山上多寓木。郭璞云：寄生也。《爾雅》云：寓木宛童。郭璞云：寄生樹，一名蔦。《毛詩》云：蔦與女蘿。《傳》云：蔦，寄生山也。陸璣云：蔦，一名寄生。葉似當盧，子如覆盆子，赤黑甜美。

‖ 杜 仲 ‖

味辛，平。主腰脊痛，補中，益精氣，堅筋骨，強志，除陰下癢濕，小便餘瀝。久服輕身耐老。一名思仙。生山谷。

《吳普》曰：杜仲，一名木綿，一名思仲（《御覽》）。

《名醫》曰：一名思仲，一名木綿。生上虞及

上黨、漢中。二月、五月、六月、九月採皮。

【按】《廣雅》云：杜仲，曼榆也。《博物誌》云：杜仲，皮中有絲，折之則見。

‖ 女 貞 ‖

味苦，平。主補中，安五臟，養精神，除百疾。久服肥健、輕身、不老。生山谷。

《名醫》曰：生武陵，立冬採。

【按】《說文》云：楨，剛木也。《東山經》云：太山上多楨木。郭璞云：女楨也，葉冬不凋。《毛詩》云：南山有杞。陸璣云：木杞，其樹如樗（陳藏器作栲），一名狗骨，理白滑，其子為木虻子，可合藥。《司馬相如賦》：有女貞。師古曰：女貞樹，冬夏常青，未嘗凋落，苦有節操，故以名焉。陳藏器云：冬青也。

‖ 木 蘭 ‖

味苦，寒。主身大熱在皮膚中，去面熱、赤皰、酒皶，惡風癲疾，陰下癢濕，明耳目。一名林蘭。生川谷。

《名醫》曰：一名杜蘭，皮似桂而香。生零陵及太山。十二月採皮，陰乾。

【按】《廣雅》云：木欄，桂欄也。劉逵注《蜀都賦》云：木蘭，大樹也，葉似長生，冬夏榮，常以冬華。其實如小柿，甘美。南人以為梅，其皮可食。顏師古注《漢書》云：皮似椒而香，可作面膏藥。

‖ 蕤 核 ‖

味甘，溫。主心腹邪氣，明目，目赤痛傷，淚出。久服輕身、益氣、不饑。生川谷。

《吳普》曰：蕤核，一名蕏。神農、雷公：甘，平，無毒。生池澤。八月採。補中，強志，明目，久服不饑（《御覽》）

《名醫》曰：生函谷及巴西。

【按】《說文》云：桵，白桵，棫。《爾雅》云：棫，白桵。郭璞云：棫，小木，叢生有刺，實如耳璫，紫赤可啖。《一切經音義》云：本草作蕤，今桵核是也。

‖ 橘 柚 ‖

味辛，溫。主胸中瘕熱逆氣，利水穀。久服去臭、下氣、通神。一名橘皮。生川谷（舊在果部，非）。

《名醫》曰：生南山、江南。十月採。

【按】《說文》云：橘果，出江南，柚條也。似橙而酢。《爾雅》云：柚條。郭璞云：似橙實酢，生江南。禹貢云：厥包，橘柚。偽孔云：大曰橘，小曰柚。《列子・湯問篇》云：吳楚之國有木焉，其名為櫾，碧樹而冬生，實丹而味酸，食其皮汁，已憤厥之疾。《司馬相如賦》：有橘柚；張揖曰：柚，即橙也，似橘而大，味酢皮厚。

上木，上品二十種，舊一十九種，考果部，橘柚當入此。

‖ 髮 髢 ‖

味苦，溫。主五癃，關格不通，利小便水道，療小兒驚，大人痙，仍自還神化。

【按】《說文》云：髮，根也，鬄，髲也，髲鬄也，或作髢。《毛詩》云：不屑，髢也；《箋》云：髢，髮也。《儀禮》云：主婦被錫，注云：被錫，讀為髲鬄，古者或剔賤者、刑者之髮，以被婦人之紒為飾，因名髲鬄焉。李當之云：是童男髮，據漢人說：髲鬄，當是剃刑人髮，或童男髮。《本經》不忍取人髮用之，故用剃餘也。方家至用天靈蓋，害及枯骨，卒不能治病。古人所無矣。

上人一種，舊同。

‖ 龍 骨 ‖

味甘，平，無毒。主心腹鬼注，精物老魅，咳逆，泄痢膿血，女子漏下，癥瘕堅結，小兒熱氣驚癇。齒：主小兒、大人驚癇癲疾狂走，心下結氣，不能喘息，諸痙，殺精物。久服輕身通神明、延年。生山谷。

《吳普》曰：龍骨，生晉地山谷陰，大水所過處，是龍死骨也。青白者，善。十二月採，或無時。龍骨，畏乾漆、蜀椒、理石。龍齒，神農、李氏：大寒，治驚癇，久服，輕身（《御覽》《大觀本》節文）。

《名醫》曰：生晉地及太山岩水岸土穴中死龍處，採無時。

【按】《范子計然》云：龍骨，生河東。

‖ 麝 香 ‖

味辛，溫。主辟惡氣，殺鬼精物，溫瘧，蠱毒，癇痓，去三蟲。久服除邪，不夢寤魘寐。生川谷。

《名醫》曰：生中台及益州、雍州山中。春分

取之，生者益良。

【按】《說文》云：麝，如小麋，臍有香，黑色獐也（《御覽》引多三字）。《爾雅》云：麝父麇足。郭璞云：腳似麇，有香。

‖ 牛 黃 ‖

味苦，平。主驚癇，寒熱，熱盛狂痓，除邪逐鬼。生平澤。

《吳普》曰：牛黃味苦無毒。牛出入呻（《御覽》作鳴吼）者有之，夜有光（《御覽》作夜視有光），走（《御覽》有牛字），角中，牛死入膽中，如雞子黃（漢後書延篤傳注）。

《名醫》曰：生晉地。於牛得之，即陰乾。百日，使時躁，無令見日月光。

‖ 熊 脂 ‖

味甘，微寒。主風痹不仁，筋急，五臟腹中積聚，寒熱羸瘦，頭瘍白禿，面皯皰。久服強志、不饑、輕身。生山谷。

《名醫》曰：生雍州。十一月取。

【按】《說文》云：熊獸似豕，山居，冬蟄。

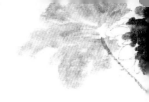

‖ 白　膠 ‖

氣味甘，平。主傷中勞絕，腰痛，羸瘦，補中益氣，婦人血閉無子，止痛、安胎。久服輕身、延年。一名鹿角膠。

《名醫》曰：生雲中，煮鹿角作之。

【按】《說文》云：膠，昵也。作之以皮。《考工記》云：鹿膠青白，牛膠火赤。鄭云：皆謂煮，用其皮，或用角。

‖ 阿　膠 ‖

氣味甘，平。主心腹內崩，勞極灑灑如瘧狀，腰腹痛，四肢酸疼，女子下血，安胎。久服輕身、益氣，一名傅致膠。

《名醫》曰：生東平郡，煮牛皮作之。出東阿。

【按】二膠，《本經》不著所出，疑《本經》但作膠，《名醫》增白字、阿字，分為二條。

上獸，上品六種，舊同。

‖ 丹雄雞 ‖

味甘，微溫。主女人崩中漏下，赤白沃，補虛溫中，止血，通神，殺毒，辟不祥。頭：主殺鬼，

東門上者尤良。肪：主耳聾。腸：主遺溺。膆腔裏黃皮：主泄利。矢白：主消渴，傷寒，寒熱。黑雌雞：主風寒濕痹，五緩六急，安胎。翮羽：主下血閉。雞子：主除熱，火瘡癇痙，可作虎魄，神物。雞白蠹：肥脂。生平澤。

《吳普》曰：丹雞卵，可作琥珀（《御覽》）。

《名醫》曰：生朝鮮。

【按】《說文》云：雞，知時畜也，籀文作雞。肪，肥也。腸，大小腸也。膆，鳥胵。胵，鳥胃也。菡，糞也。翮，羽莖也。羽，鳥長毛也，此作毗。省文。尿即菡字，古文，從，亦菡假音字也。

‖ 雁　肪 ‖

味甘，平。主風攣拘急，偏枯，氣不通利。久服益氣、不饑、輕身、耐老。一名鶩肪。生池澤。

《吳普》曰：雁肪，神農、岐伯、雷公：甘，無毒（《御覽》有鶩肪二字，當作一名鶩肪），殺諸石藥毒（《御覽》引云：採無時）。

《名醫》曰：生江南，取無時。

【按】《說文》云：雁，鵝也。鶩，舒鳧也。《廣雅》云：鳴鵝，倉鳴雁也。鳧，鶩鴨也。《爾雅》云：舒雁，鵝。郭璞云：《禮記》曰：出如

舒雁，今江東呼鴐。又舒鳧，鶩，郭璞云：鴨也。
《方言》云：雁自關而東，謂之鴐鵝；南楚之外，
謂之鵝，或謂之倉鴐。據《說文》云：別有雁，以
為鴻雁字，無鴨字，鴨，即雁之急音，此雁肪，即
鵝鴨脂也。當作雁字。

《名醫》不曉，別出鶩肪條，又出白鴨鵝條，
反疑此為鴻雁，何其謬也。陶蘇皆亂說之。

上禽，上品二種。舊同。

‖ 石　蜜 ‖

味甘，平。主心腹邪氣，諸驚癇痓，安五臟諸
不足，益氣補中，止痛解毒，除眾病，和百藥。久
服強志輕身、不饑不老。一名石飴。生山谷。

《吳普》曰：石蜜，神農、雷公：甘，氣平。
生河源或河梁（《御覽》又一引云：生武都山谷）。

《名醫》曰：生武都河源及諸山石中。色白如
膏者，良。

【按】《說文》云：蜜蜂，甘飴也。一曰螟
子，或作蜜。《中山經》云：平逢之山多沙石，實
唯蜂蜜之廬。郭璞云：蜜，赤蜂名。《西京雜記》
云：南越王獻高帝石蜜五斛。《玉篇》云：蠅螽，
甘飴也。蘇恭云：當去石字。

‖ 蜂 子 ‖

味甘，平。主風頭，除蠱毒，補虛羸傷中。久服令人光澤、好顏色，不老。大黃蜂子：主心腹脹滿痛，輕身益氣。土蜂子：主癰腫。一名蜚零。生山谷。

《名醫》曰：生武都。

【按】《說文》云：蜂，飛蟲螫人者。古文省作蜂。《廣雅》云：蠓螉，蜂也。又上蜂，蠶螉也。《爾雅》云：土蜂，郭璞云：今江南大蜂。在地中作房者為土蜂，唵其子即馬蜂，今荊巴間呼為蟺。又木蜂，郭璞云：似土蜂而小，在樹上作房，江東亦呼為木蜂，又食其子。《禮記・檀弓》云：范，則冠。鄭云：范，蜂也。《方言》云：蜂，燕趙之間，謂之蠓螉，其小者，謂之蠶螉，或謂之蚴蛻；其大而蜜，謂之壺蜂。郭璞云：今黑蜂，穿竹木作孔，亦有蜜者，或呼笛師。

【按】蜂，名為范者，聲相近，若《司馬相如賦》以泛為楓，《左傳》渢渢即汛汛也。

‖ 蜜 蠟 ‖

味甘，微溫。主下利膿血，補中，續絕傷金

瘡。益氣、不饑、耐老。生山谷。

《名醫》曰：生武都蜜房木石間。

【按】《西京雜記》云：南越王獻高帝蜜蠟二百枚。《玉篇》云：蠟，蜜滓。陶弘景云：白蠟生於蜜中，故謂蜜蠟。《說文》無蠟字。張有云：臘，別蠟，非。舊作蠟，今據改。

‖ 牡　蠣 ‖

味鹹，平。主傷寒寒熱，溫瘧灑灑，驚恚怒氣，除拘緩鼠瘻，女子帶下赤白。久服強骨節、殺邪氣、延年。一名蠣蛤，生池澤。

《名醫》曰：一名牡蛤。生東海。採無時。

【按】《說文》云：蠣，蚌屬，似蝶，微大，出海中，今民食之。讀苦賴。又云：蜃屬，有三，皆生於海。蛤蠣，千歲雀所化，秦謂之牡蠣。

‖ 龜　甲 ‖

味鹹，平。主漏下赤白，破癥瘕，痎瘧，五痔，陰蝕，濕痹，四肢重弱，小兒囟不合。久服輕身不饑。一名神屋。生池澤。

《名醫》曰：生南海及湖水中。採無時。

【按】《廣雅》云：介，龜也。高誘注《淮

南》云：龜殼，龜甲也。

‖ 桑螵蛸 ‖

味鹹，平。主傷中，疝瘕，陰痿，益精生子，女子血閉腰痛，通五淋，利小便水道。一名蝕肬，生桑枝上。採，蒸之。

《吳普》曰：桑蛸條，一名（今本脫此二字）蝕疣，一名害焦，一名致。神農：鹹，無毒（《御覽》）。

《名醫》曰：螳螂子也。二月、三月採，火炙。

【按】《說文》云：蜱，蜱蛸也。或作蟬蛸。蟲蛸，螳螂子。《廣雅》云：蟬蟭，烏渧，冒焦，螵蛸也。《爾雅》云：不過螳蠰，其子蜱蛸。郭璞云：一名蟬焦，螳蠰卵也。《范子計然》云：螵蛸，出三輔，上價三百。舊作螵，聲相近，字之誤也。《玉篇》云：蜱，同螵。

‖ 海 蛤 ‖

味苦，平。主咳逆上氣，喘息煩滿，胸痛寒熱。一名魁蛤。

《吳普》曰：海蛤，神農：苦；岐伯：甘；扁

鵲：鹹。大節頭有文，文如磨齒。採無時。

《名醫》曰：生南海。

【按】《說文》云：蛤，蜃屬。海蛤者，百歲燕所化；魁蛤，一名復累老服翼所化。《爾雅》云：魁陸。郭璞云：《本草》云：魁，狀如海蛤，圓而厚朴，有理縱橫，即今之蚶也。《周禮》鱉人供蠯。鄭司農云：蠯，蛤也。杜子春云：蠯，蚌也。《周書》王會云：東越海蛤。孔晁云：蛤，文蛤。

【按】《名醫》別出海蛤條，云一名魁陸，一名活東，非。

‖ 文　蛤 ‖

主惡瘡，蝕（《御覽》作除陰蝕）五痔（《御覽》下有大孔出血。《大觀本》作黑字）。

《名醫》曰：生東海，表有文。採無時。

‖ 蠡　魚 ‖（《初學記》引作鱧魚）

味甘，寒。主濕痺，面目浮腫，下大水。一名鮦魚。生池澤。

《名醫》曰：生九江。採無時。

【按】《說文》云：鱧，鮦也。鮦，鱧也。讀若絝襱。《廣雅》云：鱺，鱧鮦也。《爾雅》云：

鱧。郭璞云：鮦也。《毛詩》云：魴鱧。《傳》云：鱧鮦也。據《說文》云：鱧，鰹也。與鱺不同。而毛萇、郭璞以鮦釋鱧，與許不合。然《初學記》引此亦作鱧，蓋二字音同，以致訛舛，不可得詳。《廣雅》又作鱺，亦音為訛。又《廣志》云：豚魚，一名鮦（《御覽》），更異解也。又陸璣云：鱧，即鮑魚也，似鱧，狹厚。今京東人猶呼鱧魚。又《本草衍義》曰。蠡魚，今人謂之黑鯉魚，道家以為頭有星為厭，據此諸說，若作鯉字，《說文》所云鮦，《廣志》以為江豚，《本草衍義》以為黑鯉魚；若作鯉字，《說文》以為鰹，《廣雅》以為鰻鱺，陸璣以為鮑魚，說各不同，難以詳究。

‖ 鯉魚膽 ‖

味苦，寒。主目熱赤痛青盲，明目。久服強悍、益志氣。生池澤。

《名醫》曰：生九江。採無時。

【按】《說文》云：鯉，鱣也；鱣，鯉也。《爾雅》云：鯉鱣。舍人云：鯉，一名鱣。郭璞注鯉云：今赤鯉魚；注鱣云：大魚似鱏。《毛詩》云：鱣鮪發發。《傳》云：鱣，鯉也。據此，知郭璞別為二，非矣。《古今注》云：兗州人呼赤鯉為

赤驥，謂青鯉為青馬，黑鯉為元駒，白鯉為白騏，黃鯉為黃雉。

上蟲、魚，上品一十種，舊同。

‖ 藕實莖 ‖

味甘，平。主補中養神，益氣力，除百疾。久服輕身、耐老、不饑、延年。一名水芝丹。生池澤。

《名醫》曰：一名蓮，生汝南。八月採。

【按】《說文》云：藕，夫渠根；蓮，夫渠之實也；茄，夫渠莖。《爾雅》云：荷，芙渠。郭璞云：別名芙蓉，江東呼荷；又其莖，茄；其實，蓮。郭璞云：蓮，謂房也，又其根，藕。

‖ 大　棗 ‖

味甘，平。主心腹邪氣，安中養脾肋十二經，平胃氣，通九竅，補少氣、少津液、身中不足，大驚，四肢重，和百藥。久服輕身、長年。葉覆麻黃，能令出汗。生平澤。

《吳普》曰：棗主調中，益脾氣，令人好顏色，美志氣（《大觀本草》引《吳氏本草》）。

《名醫》曰：一名乾棗，一名美棗，一名良

棗。八月採，曝乾。生河東。

【按】《說文》云：棗，羊棗也。《爾雅》云：遵羊棗。郭璞云：實小而圓，紫黑色，今俗呼之為羊矢棗。又洗大棗，郭璞云：今河東猗氏縣出大棗也，如雞卵。

‖ 葡　萄 ‖

味甘，平。主筋骨濕痹，益氣、倍力、強志，令人肥健、耐饑、忍風寒。久食、輕身、不老、延年。可作酒。生山谷。

《名醫》曰：生隴西五原敦煌。

【按】《史紀‧大宛列傳》云：大宛左右，以葡萄為酒，漢使取其實來，於是天子始種苜蓿、葡萄，肥饒地，或疑此《本經》不應有葡萄，《名醫》所增，當為黑字。然《周禮》場人云：樹之果蓏，珍異之物。鄭元云：珍異，葡萄、枇杷之屬，則古中國本有此，大宛種類殊常，故漢特取來植之。舊作蔔，據《史記》作蒲。

‖ 蓬　蘽 ‖

味酸，平。主安五臟，益精氣，長陰令堅，強志倍力，有子。久服輕身、不老。一名覆盆。生平

澤。

《吳普》曰：缺盆，一名決盆（《御覽》）。
《甄氏本草》曰：覆盆子，一名馬瘻，一名陸荊
（同上）。

《名醫》曰：一名陵蘽，一名陰藥。生荊山及
冤句。

【按】《說文》云：蘽，木也；茥，缺盆也。
《廣雅》云：蕻盆，陸英，莓也。《爾雅》云：
茥，蕻盆。郭璞云：覆盆也，實似莓而小，亦可
食。《毛詩》云：葛苗苗之。陸璣云：一名巨瓜，
似燕薁，亦連蔓，葉似艾，白色，其子赤，可食。
《列仙傳》云：昌容食蓬蘽根。李當之云：即是
人所食莓。陶弘景云：蓬蘽，是根名；覆盆，是實
名。

‖ 雞頭實 ‖

味甘，平。主濕痹，腰脊膝痛，補中，除暴
疾，益精氣，強志，令耳目聰明。久服輕身不饑、
耐老神仙。一名雁喙實。生池澤。

《名醫》曰：一名芡，生雷澤。八月採。

【按】《說文》云：芡，雞頭也。《廣雅》
云：莈芡，雞頭也。《周禮》戶籩人：加籩之實

芡。鄭元云：茯芡，雞頭也。《方言》云：茯芡，雞頭也，北燕謂之茯；青徐淮泗之間謂之芡；南楚江湘之間謂之雞頭，或謂之雁頭，或謂之烏頭。《淮南子·說山訓》云：雞頭，已瘻。高誘云：水中芡，幽州謂之雁頭。《古今注》云：葉似荷而大，葉上蹙縐如沸，實有芒刺，其中有米，可以度饑，即今蔿子也。

上果，上品五種。舊六種。今以橘、柚入木。

‖ 胡　麻 ‖

味甘，平。主傷中虛羸，補五內（《御覽》作藏），益氣力，長肌肉，填髓腦。久服輕身不老。一名巨勝。葉，名青蘘。生川澤。

《吳普》曰：胡麻，一名方金。神農、雷公：甘，無毒。一名狗虱，立秋採。

《名醫》曰：一名狗虱，一名方莖，一名鴻藏，生上黨。

【按】《廣雅》云：狗虱，巨勝，藤弘，胡麻也。《孝經·援神契》云：鉅勝延年。宋均云：世以鉅勝為枸杞子。陶弘景云：本生大宛，故曰胡麻。

【按】《本經》已有此，陶說非也。且與麻蕡

並列，胡之言大，或以葉大於麻，故名之。

‖ 麻 蕡 ‖

味辛，平。主五勞七傷，利五臟，下血，寒氣。多食，令人見鬼狂走；久服通神明、輕身。一名麻勃。麻子：味甘，平。主補中益氣，肥健、不老、神仙。生川谷。

《吳普》曰：麻子中仁，神農、岐伯：辛；雷公、扁鵲：無毒。不欲牡蠣、白薇，先藏地中者，食，殺人。麻藍，一名麻蕡，一名青欲，一名青葛。神農：辛；岐伯：有毒；雷公：甘。畏牡蠣、白薇。葉上有毒，食之殺人。麻勃，一名花。雷公：辛，無毒。畏牡蠣（《御覽》）。

《名醫》曰：麻勃，此麻花上勃勃者。七月七日採，良。子，九月採。生太山。

【按】《說文》云：麻與秫同，人所治在屋下，枲麻也，葩枲實也，或作黂莩，麻母也。莖，芓也，以蕡為雜香草。《爾雅》云：黂，枲實，枲麻。孫炎云：黂麻子也。郭璞云：別二名，又芓，麻母，郭璞云：苴，麻盛子者。《周禮》籩朝事之籩，其實蘽。鄭云：黂，枲實也。鄭司農云：麻麻曰黂。《淮南子・齊俗訓》云：胡人見黂，不知

其可以為布。高誘云：蕡，麻實也。據此則弘景以
為牡麻無實，非也。《唐本》以為麻實，是。

上米、穀，上品二種。舊三種。今以青入草。

‖ 冬葵子 ‖

味甘，寒。主五臟六腑寒熱、羸瘦、五癃、利
小便。久服堅骨、長肌肉、輕身、延年。

《名醫》曰：生少室山。十二月採之。

【按】《說文》云：䕷，古文終，葵菜也。
《廣雅》云：蘬，葵也，考䕷與終形相近，當即
《爾雅》蘬葵。《爾雅》云：蘬葵，繁露。郭璞
云：承露也，大莖小葉，華紫黃色。《本草圖經》
云：吳人呼為繁露，俗呼胡燕支，子可婦人塗面及
作口脂。

【按】《名醫》別有落葵條，一名繁露，亦非
也。陶弘景以為終冬至春作子，謂之冬葵，不經甚
矣。

‖ 莧　實 ‖

味甘，寒。主青盲，明目，除邪，利大小便，
去寒熱。久服益氣力，不饑，輕身。一名馬莧。

《名醫》曰：一名莫實。生淮陽及田中，葉如

藍。十一月採。

【按】《說文》云：莧，莧菜也。《爾雅》
云：蕡，赤莧。郭璞云：今莧葉之赤莖者。李當之
云：莧實，當是今白莧。《唐本》注云：赤莧，一
名䔨，今名莫實，字誤。

‖ 瓜 蒂 ‖

味苦，寒。主大水身面四肢浮腫，下水，殺蠱
毒，咳逆上氣及食諸果不消，病在胸腹中，皆吐下
之。生平澤。

《名醫》曰：生嵩高。七月七日採，陰乾。

【按】《說文》云：瓜，㼎也，象形；蒂，瓜
當也。《廣雅》云：水芝，瓜也。陶弘景云：甜瓜
蒂也。

‖ 瓜 子 ‖

味甘，平。主令人悅澤，好顏色，益氣不饑。
久服輕身、耐老。一名水芝（《御覽》作土芝）。
生平澤。

《吳普》曰：瓜子，一名瓣，七月七日採，可
作面脂（《御覽》）。

《名醫》曰：一名白瓜子。生嵩高。冬瓜仁

也。八月採。

【按】《說文》云：瓣，瓜中實。《廣雅》云：冬瓜䔛也，其子謂之瓟。陶弘景云：白，當為甘，舊有白字。據《名醫》云：一名白瓜子，則本名當無。

‖ 苦　菜 ‖

味苦，寒。主五臟邪氣，厭穀胃痹。久服安心益氣，聰察少臥，輕身耐老。一名荼草，一名選。生川谷。

《名醫》曰：一名遊冬。生益州山陵道旁，凌冬不死，三月三日採，陰乾。

【按】《說文》云：荼，苦菜也。《廣雅》云：遊冬，苦菜也。《爾雅》云：荼，苦菜；又檟，苦荼。郭璞云：樹小如梔子，冬生葉，可煮作羹，今呼早採者為荼，晚取者為茗，一名荈，蜀人名之苦菜。陶弘景云：此即是今茗，茗，一名荼，又令人不眠，亦凌冬不凋而兼其止。生益州。《唐本》注駁之，非矣。選與荈，音相近。

上菜，上品五種。舊同。

卷二 中經

中藥一百二十種為臣，主養性以應人。無毒、有毒，斟酌其宜。欲遏病補羸者，本中經。

雄黃、石流黃、雌黃、水銀、石膏、慈石、凝水石、陽起石、孔公孽、殷孽、鐵精、理石、長石、膚青（上玉、石，中品十四種，舊十六種）。

乾薑、枲耳實、葛根、栝樓根、苦參、當歸、麻黃、通草、芍藥、蠡實、瞿麥、元參、秦艽、百合、知母、貝母、白芷、淫羊藿、黃芩、狗脊、石龍芮、茅根、紫菀、紫草、敗醬、白鮮、酸漿、紫參、藁本、石韋、萆薢、白薇、水萍、王瓜、地榆、海藻、澤蘭、防己、款冬花、牡丹、馬先蒿、積雪草、女菀、王孫、蜀羊泉、爵床、假蘇、翹根（上草，中品四十八種，舊四十六種）、桑根白皮、竹葉、吳茱萸、厄子、蕪荑、枳實、厚朴、秦皮、秦菽、山茱萸、紫葳、豬苓、白棘、龍眼、松

蘿、衛矛、合歡（上木，中品一十七種，舊同）。

白馬莖、鹿茸、牛角䚡、羖羊角、牡狗陰莖、羚羊角、犀角（上獸，中品七種，舊同）。

燕屎、天鼠屎（上禽，中品二種，舊三種）。

猬皮、露蜂房、鱉甲、蟹、柞蟬、蟟螬、烏賊魚骨、白僵蠶、蛇魚甲、樗雞、蛞蝓、石龍子、木虻、蜚虻、蜚廉、䗪蟲、伏翼（上蟲、魚，中品一十七種，舊十六種）。

梅實（上果，中品一種，舊同）。

大豆黃卷、生大豆、赤小豆、粟米、黍米（上米，穀，中品五種，舊二種）。

蓼實、葱實、薤、水蘇（上菜，中品四種，舊同）。

‖ 雄 黃 ‖

味苦、平、寒。主寒熱，鼠瘻惡瘡，疽痔死肌，殺精物、惡鬼、邪氣、百蟲毒腫，勝五兵。煉食之，輕食神仙。一名黃食石。生山谷。

《吳普》曰：雄黃，神農：苦，山陰有丹雄黃，生山之陽，故曰雄，是丹之雄，所以名雄黃也。

《名醫》曰：生武都敦煌山之陽。採無時。

【按】《西山經》云：高山其下多雄黃。郭璞云：晉太興三年，高平郡界有山崩，其中出數千斤雄黃。

《抱朴子・仙藥篇》云：雄黃，當得武都山所出者，純而無雜，其赤如雞冠，光明曄曄，乃可用耳；其但純黃似雄黃，色無赤光者，不任以作仙藥，可以合理病藥耳。

‖ 石流黃 ‖（流，舊作硫。《御覽》引作流，是）

味酸，溫。主婦人陰蝕，疽痔惡血，堅筋骨，除頭禿，能化金、銀、銅、鐵奇物（《御覽》引云：石流青，白色，主益肝氣明目；石流赤，生羌道山谷）。生山谷。

《吳普》曰：硫黃一名石留黃；神農、黃帝、雷公：鹹，有毒；醫和、扁鵲：苦，無毒。或生易陽，或河西。或五色，黃，是潘水石液也（潘，即礬古字），燒令有紫焰者。八月、九月採，治婦人血結（《御覽》云：治婦人絕陰，能合金、銀、銅、鐵）。

《名醫》曰：生東海牧羊山及太山河西山。礬石液也。

【按】《范子計然》云：石流黃，出漢中。又

云：劉馮餌石流黃而更少。劉逵注《吳都賦》云：
流黃，土精也。

‖ 雌 黃 ‖

味辛，平。主惡瘡、頭禿、痂疥，殺毒蟲虱，
身癢，邪氣諸毒。煉之久服，輕身增年、不老。生
山谷。

《名醫》曰：生武都，與雄黃同山生。其陰山
有金，金精薰，則生雌黃。採無時。

‖ 水 銀 ‖

味辛，寒。主疥、瘻、痂、瘍、白禿，殺皮膚
中虱，墮胎，除熱，殺金、銀、銅、錫毒。熔化還
復為丹，久服神仙不死。生平土。

《名醫》曰：一名汞。生符陵。出於丹砂。

【按】《說文》云：澒，丹沙所化為水銀也。
《廣雅》云：水銀謂之汞。《淮南子・地形訓》
云：白澒，九百歲，生白澒；白礜，九百歲，生百
金。高誘云：白澒，水銀也。

‖ 石 膏 ‖

味辛，微寒。主中風、寒熱，心下逆氣驚喘，

口乾舌焦不能息，腹中堅痛，除邪鬼，產乳，金瘡。生山谷。

《名醫》曰：一名細石。生齊山及齊盧山、魯蒙山。採無時。

‖ 慈　石 ‖

味辛，寒。主周痺、風濕，肢節腫痛，不可持物，洗洗酸痟，除大熱煩滿及耳聾。一名玄石，生山谷。

《吳普》曰：慈石，一名磁君。

《名醫》曰：一名處石。生太山及慈山山陰；有鐵處，則生其陽。採無時。

【按】《北山經》云：灌題之山，其中多磁石。郭璞云：可以取鐵。《管子‧地數篇》云：山上有慈石者，不必有銅。《呂氏春秋‧精通篇》云：慈石召鐵。《淮南子‧說山訓》云：慈石能引鐵，只作慈，舊作磁，非。《名醫》別出元石條，亦非。

‖ 凝水石 ‖

味辛，寒。主身熱，腹中積聚，邪氣，皮中如火燒，煩滿。水飲之，久服不饑。一名白水石。生

山谷。

《吳普》曰：神農：辛；岐伯、醫和、扁鵲：甘，無毒；李氏：大寒。或生邯鄲。採無時。如雲母色（《御覽》引云：一名寒水石）。

《名醫》曰：一名寒水石，一名凌水石，鹽之精也。生常山，又中水縣邯鄲。

【按】《范子計然》云：凝水石，出河東，色澤者，善。

‖ 陽起石 ‖

味鹹，微溫。主崩中漏下，破子臟中血，癥結氣，寒熱腹痛，無子，陰痿不起（《御覽》引作陰陽不合），補不足（《御覽》引有句攣二字）。一名白石。生山谷。

《吳普》曰：陽起石，神農、扁鵲：酸，無毒；桐君、雷公、岐伯：鹹，無毒；李氏：小寒。或生太山（《御覽》引云：或陽起山。採無時）。

《名醫》曰：一名石生，一名羊起石，雲母根也。生齊山及琅琊，或雲山、陽起山。採無時。

‖ 孔公孽 ‖

味辛，溫。主傷食不化，邪結氣，惡瘡，疽瘻

痔，利九竅，下乳汁（御覽引云，一名通石，《大觀本》作黑字）。生山谷。

《吳普》曰：孔公蘗，神農：辛；岐伯：鹹；扁鵲：酸無毒，色青黃。

《名醫》曰：一名通石，殷蘗根也，青黃色，生梁山。

‖ 殷　蘗 ‖

味辛、溫。主爛傷瘀血，泄利寒熱，鼠瘻，癥痕結氣。一名姜石。生山谷（按：此當與孔公蘗為一條）。

《名醫》曰：鐘乳根也。生趙國，又梁山及南海。採無時。

‖ 鐵　精 ‖

平，主明目，化銅。鐵落：味辛，平。主風熱惡瘡，瘍疽瘡痂，疥氣在皮膚中。鐵：主堅肌耐痛。生平澤（舊為三條，今並）。

《名醫》曰：鐵落，一名鐵液。可以染皂。生牧羊及城或析城。採無時。

【按】《說文》云：鐵，黑金也，或省作鐵，古文作銕。

‖ 理 石 ‖

味辛，寒。主身熱，利胃解煩，益精明目，破積聚，去三蟲。一名立制石。生山谷。

《名醫》曰：一名饑石，如石膏，順理而細。生漢中及盧山，採無時。

‖ 長 石 ‖

味辛，寒。主身熱，四肢寒厥，利小便，通血脈，明目，去翳眇，下三蟲，殺蠱毒。久服不饑。一名方石。生山谷。

《吳普》曰：長石，一名方石，一名直石。生長子山谷。如馬齒，潤澤，玉色長鮮。服之，不饑（《御覽》）。

《名醫》曰：一名土石，一名直石。理如馬齒，方而潤澤，玉色。生長子山及太山臨淄。採無時。

‖ 膚 青 ‖

味辛，平。主蠱毒及蛇、菜、肉諸毒，惡瘡。生川谷。

《名醫》曰：一名推青，一名推石。生益州。

【按】陶弘景云：俗方及《仙經》，並無用此者，亦相與不復識。

上玉石，中品一十四種。舊十六種。考鐵落、鐵，宜與鐵精為一。

‖ 乾 薑 ‖

味辛，溫。主胸滿咳逆上氣，溫中止血，出汗，逐風，濕痹，腸澼，下利。生者，尤良。久服去臭氣、通神明。生川谷。

《名醫》曰：生犍為及荊州、揚州。九月採。

【按】《說文》云：薑，禦濕之菜也。《廣雅》云：薅，廉薑也。《呂氏春秋·本味篇》云：和之美者，陽樸之薑。高誘注：陽樸，地名，在蜀郡。司馬相如《上林賦》，有茈薑云云。

‖ 枲耳實 ‖

味甘，溫。主風頭寒痛，風濕周痹，四肢拘攣痛，惡肉死肌。久服益氣，耳目聰明，強志輕身。一名胡枲，一名地葵。生川谷。

《名醫》曰：一名葹，一名常思，生安陸及六安田野。實熟時採。

【按】《說文》云：茩，卷耳也；苓，卷耳

也。《廣雅》云：苓耳，菤，常枲，胡枲，枲耳也。《爾雅》云：蒼耳，苓耳。郭璞云：江東呼為常枲，形似鼠耳，叢生如盤。《毛詩》云：採採卷耳。《傳》云：卷耳，苓耳也。陸璣云：葉青，白色，似胡荽，白華，細莖蔓生。可煮為茹，滑而少味；四月中生子，正如婦人耳璫，今或謂之耳璫草。鄭康成謂是白胡荽，幽州人謂之爵耳。《淮南子‧覽冥訓》云：位賤尚枲。高誘云：枲者，枲耳，菜名也。幽冀謂之檀菜，雒下謂之胡枲。

‖ 葛 根 ‖

味甘，平。主消渴，身大熱，嘔吐，諸痹，起陰氣，解諸毒。葛谷：主下利十歲已上。一名雞齊根。生川谷。

《吳普》曰：葛根，神農：甘。生太山（《御覽》）。

《名醫》曰：一名鹿藿，一名黃斤。生汶山。五月採根，曝乾。

‖ 栝樓根 ‖

味苦，寒。主消渴，身熱煩滿，大熱，補虛安中，續絕傷。一名地樓。生川谷及山陰。

《吳普》曰：栝樓，一名澤巨，一名澤姑

（《御覽》）。

《名醫》曰：一名果蓏，一名天瓜，一名澤姑。實名黃瓜。二月、八月採根，曝乾，三十日成，生宏農。

【按】《說文》云：菩，菩蔞，果蓏也。

《廣雅》云：王白，菩也（當為王菩）。

《爾雅》云：果蓏之實，栝樓。

郭璞云：今齊人呼之為天瓜。

《毛詩》云：果蓏之實，亦施於宇。

《傳》云：果蓏，栝樓也。

《呂氏春秋》云：王善生。

高誘云：善，或作瓜，瓟瓜也。

【按】《呂氏春秋》善字，乃菩之誤。

‖ 苦　參 ‖

味苦，寒。主心腹結氣，癥瘕積聚，黃疸，溺有餘瀝，逐水，除癰腫，補中明目，止淚。一名水槐，一名苦蘵。生山谷及田野。

《名醫》曰：一名地槐，一名菟槐，一名驕槐，一名白莖，一名虎麻，一名芩莖，一名祿曰，一名陵郎。生汝南。三月、八月、十月採根，曝乾。

‖ 當　歸 ‖

味甘，溫。主咳逆上氣，溫虐，寒熱，洗洗在皮膚中（《大觀本》，洗音癬），婦人漏下絕子，諸惡瘡瘍、金瘡。煮飲之。一名乾歸。生川谷。

《吳普》曰：當歸，神農、黃帝、桐君、扁鵲：甘，無毒；岐伯、雷公：辛，無毒；李氏：小溫。或生羌胡地。

《名醫》曰：生隴西。二月、八月採根，陰乾。

【按】《廣雅》云：山靳，當歸也。《爾雅》云：薜，山靳。郭璞云：今似靳而粗大，又薜，白靳。郭璞云：即上山靳。《范子計然》云：當歸，出隴西，無枯者，善。

‖ 麻　黃 ‖

味苦，溫。主中風，傷寒頭痛，溫瘧，發表出汗，去邪熱氣，止咳逆上氣，除寒熱，破癥堅積聚。一名龍沙。

《吳普》曰：麻黃，一名卑相。一名卑鹽。神農、雷公：苦，無毒；扁鵲：酸，無毒；李氏：平。或生河東。四月、立秋採（《御覽》）。

《名醫》曰：一名卑相，一名卑鹽。生晉地及河東。立秋採莖，陰乾今青。

【按】《廣雅》云：龍沙，麻黃也；麻黃莖，狗骨也。《范子計然》云：麻黃，出漢中三輔。

‖ 通 草 ‖（《御覽》作草）

味辛，平。主去惡蟲，除脾胃寒熱，通利九竅血脈、關節，今人不忘。一名附支。生山谷。

《吳普》曰：蓮草，一名丁翁，一名附支。神農、黃帝：辛；雷公：苦。生石城山谷，葉菁蔓延。止汗，自正月採（《御覽》）。

《名醫》曰：一名丁翁。生石城及山陽。正月採枝，陰乾。

【按】《廣雅》云：附支，蓮草也。《中山經》云：升山，其草多寇脫。郭璞云：寇脫草，生南方，高丈許，似荷葉，而莖中有瓤正白，零陵人植而日灌之，以為樹也。《爾雅》云：離南，活莌。郭璞注同。又倚商，活脫。郭璞云：即離南也。《范子計然》云：蓮草，出三輔。

‖ 芍 藥 ‖

味苦，平。主邪氣腹痛，除血痹，破堅積、寒

熱、疝瘕，止痛，利小便，益氣（《藝文類聚》引云：一名白朮。《大觀本》作黑字）。生川谷及丘陵。

《吳普》曰：芍藥，神農：苦；桐君：甘，無毒；岐伯：鹹；李氏：小寒；雷公：酸。一名甘積，一名解倉，一名誕，一名余容，一名白朮。三月三日採（《御覽》）。

《名醫》曰：一名白朮，一名余容，一名犁食，一名解食，一名鋌。生中岳，二月、八月採根，曝乾。

【按】《廣雅》云：攣夷，芍藥也；白朮，牡丹也。《北山經》云：繡山其草多芍藥。郭璞云：芍藥，一名辛夷，亦香草屬。《毛詩》云：贈之以芍藥。《傳》云：芍藥，香草。《范子計然》云：芍藥，出三輔。崔豹《古今注》云：芍藥有三種：有草芍藥，有木芍藥。木有花，大而色深，俗呼為牡丹，非也。又云：一名可離。

‖ 蠡　實 ‖

味甘，平。主皮膚寒熱，胃中熱氣，風寒濕痹，堅筋骨，令人嗜食。久服輕身。花、葉：去白蟲。一名劇草，一名三堅，一名豕首。生川谷。

《吳普》曰：蠡實，一名劇草，一名三堅，一名劇荔華（《御覽》），一名澤藍，一名豕首。神農、黃帝：甘，辛，無毒。生宛句。五月採（同上）。

《名醫》曰：一名荔實。生河東。五月採實，陰乾。

【按】《說文》云：荔，草也，似蒲而小，根可作刷。《廣雅》云：馬薤，荔也。《月令》云：仲冬之月，荔挺出。鄭云：荔挺，馬薤也。高誘注《淮南子》云：荔馬，荔草也。《通俗文》云：一名馬蘭。顏之推云：此物河北平澤率生之，江東頗多，種於階庭，但呼為旱蒲，故不識馬薤。

‖ 瞿　麥 ‖

味苦，寒。主關格，諸癃結，小便不通，出刺，決癰腫，明目去翳，破胎墮子，下閉血。一名巨句麥。生川谷。

《名醫》曰：一名大菊，一名大蘭。生大山。立秋採實，陰乾。

【按】《說文》云：蘧，蘧麥也。菊、大菊、蘧麥。《廣雅》云：茈葳、陵苕，蘧麥也。《爾雅》云：大菊，蘧麥。郭璞云：一名麥句薑，即瞿

麥。陶弘景云：子頗似麥，故名瞿麥。

‖ 元　參 ‖

味苦，微寒。主腹中寒熱積聚，女子產乳餘疾，補腎氣，令人目明。一名重台。生川谷。

《吳普》曰：元參，一名鬼藏，一名正馬，一名重台，一名鹿腹，一名端，一名元台。神農、桐君、黃帝、雷公、扁鵲：苦，無毒；岐伯：鹹；李氏：寒。或生冤朐山陽。二月生葉如梅毛，四四相值似芍藥，黑莖方高四五尺，華赤，生枝間，四月實黑（《御覽》）。

《名醫》曰：一名元台，一名鹿腸，一名正馬，一名減，一名端。生河間及冤句。三月、四月採根，曝乾。

【按】《廣雅》云：鹿腸，元參也。《范子計然》云：元參，出三輔。青色者，善。

‖ 秦　艽 ‖

味苦，平。主寒熱邪氣，寒濕，風痺，肢節痛，下水，利小便。生山谷。

《名醫》曰：生飛烏山，二月、八月採根，曝乾。

【按】《說文》云：莽草之相廿者，《玉篇》作廿，居包切，云秦廿，藥廿同。蕭炳云：《本經》名秦瓜，然則今《本經》名，亦有《名醫》改之者。

‖ 百　合 ‖

味甘，平。主邪氣腹脹心痛，利大小便，補中益氣。生川谷。

《吳普》曰：百合一名重邁，一名中庭。生冠朐及荊山（《藝文類聚》引云：一名重匡）。

《名醫》曰：一名重箱，一名摩羅，一名中逢花，一名強瞿。生荊州。二月、八月採根，曝乾。

【按】《玉篇》云：蹯，百合蒜也。

‖ 知　母 ‖

味苦，寒。主消渴熱中，除邪氣，肢體浮腫，下水，補不足，益氣。一名蚳母，一名連母，一名野蓼，一名地參，一名水參，一名水浚，一名貨母，一名蝭母。生川谷。

《吳普》曰：知母，神農、桐君：無毒。補不足，益氣（《御覽》引云：一名提母）。

《名醫》曰：一名女雷，一名女理，一名兒

草，一名鹿列，一名韭蓬，一名兒踵草，一名東根，一名水須，一名沈燔，一名蕵。生河內。二月、八月採根，曝乾。

【按】《說文》云：耆，耆母也；蕵，莧藩也，或從爻作蕛。《廣雅》云：耆母、兒踵，東根也。《爾雅》云：蕵，莀藩。郭璞云：生山上。葉如韭，一曰蝭母。《范子計然》云：蝭母，出三輔，黃白者，善。《玉篇》作䖮母。

‖ 貝　母 ‖

味辛，平。主傷寒煩熱，淋瀝，邪氣，疝瘕，喉痹，乳難，金瘡，風痙。一名空草。

《名醫》曰：一名藥實，一名苦花，一名苦菜，一名商（茴字）草，一名勤母，生晉地。十月採根，曝乾。

【按】《說文》云：茴，貝母也。《廣雅》云：貝父，藥實也。

《爾雅》云：茴，貝母。郭璞云：根如小貝，圓而白華，葉似韭。

《毛詩》云：言採其虻。《傳》云：虻，貝母也。

陸璣云：其葉如栝樓而細小，其子在根下如芋子，正白，四方連累相著有分解也。

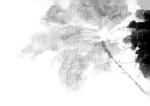

‖ 白　芷 ‖

味辛，溫。主女人漏下赤白，血閉陰腫，寒熱，風頭，侵目淚出。長肌膚，潤澤，可作面脂。一名芳香。生川谷。

《吳普》曰：白芷，一名蘺（ㄒㄧㄠ），一名苻離，一名澤芬，一名蒼（《御覽》）。

《名醫》曰：一名白芷，一名蘺，一名莞，一名苻離，一名澤芬。葉，一名蒚麻，可作浴湯。生河東下澤。二月、八月採根，曝乾。

【按】《說文》云：芷，蘺也；蘺，楚謂之蘺，晉謂之蘺，齊謂之芷。《廣雅》云：白芷，其葉謂之藥。《西山經》云：號山，其草多藥蘺。郭璞云：藥，白芷別名；蘺，香草也。《淮南子‧修務訓》云：身苦秋藥被風。高誘云：藥，白芷，香草也。王逸注《楚辭》云：藥，白芷。

【按】《名醫》一名莞云云，似即《爾雅》莞，苻離，其上蒚。而《說文》別有蒚，夫離也。蒚，夫蘺上也，是非一草。舍人云：白蒲，一名苻離，楚謂之莞，豈蒲與芷相似，而《名醫》誤合為一乎。或《說文》云：楚謂之蘺，即夫蘺也，未可得詳。舊作芷，非。

‖ 淫羊藿 ‖

味辛，寒。主陰痿絕傷，莖中痛，利小便，益氣力，強志。一名剛前。生山谷。

《吳普》曰：淫羊藿，神農、雷公：辛；李氏：小寒。堅骨（《御覽》）。

《名醫》曰：生上郡陽山。

‖ 黃 芩 ‖

味苦，平。主諸熱黃疸，腸澼泄利，逐水，下血閉，惡瘡，疽蝕火瘍。一名腐腸。生川谷。

《吳普》曰：黃芩，一名黃文，一名妒婦，一名虹勝，一名經芩，一名印頭，一名內虛。神農、桐君、黃帝、雷公、扁鵲：苦，無毒；李氏：小溫。二月生赤黃葉，兩兩四四相值，莖空中或方圓，高三四尺，四月花紫紅赤，五月實黑、根黃。二月至九月採（《御覽》）。

《名醫》曰：一名空腸，一名內虛，一名黃文，一名紅芩，一名妒婦。生秭歸及冤句。三月三日採根，陰乾。

【按】《說文》云：薰，黃薰也。《廣雅》云：菳蒈、黃文、內虛、黃芩也。《范子計然》

云：黃芩，出三輔。色黃者，善。

‖ 狗　脊 ‖

味苦平。主腰背強關機，緩急，周痹寒濕，膝痛。頗利老人。一名百枝。生川谷。

《吳普》曰：狗脊，一名狗青，一名赤節。神農：苦；桐君、黃帝、岐伯、雷公、扁鵲：甘，無毒；李氏：小溫。如萆薢，莖節如竹，有刺，葉圓赤，根黃白，亦如竹根，毛有刺。《岐伯經》云：莖長節，葉端圓，青赤，皮白，有赤脈。

《名醫》曰：一名強膂，一名扶蓋，一名扶筋。生常山。二月、八月採根，曝乾。

【按】《廣雅》云：菝潔，狗脊也。《玉篇》云：菝䓃，狗脊根也。《名醫》別出菝契條，非。

‖ 石龍芮 ‖

味苦，平。主風、寒、濕痹，心腹邪氣，利關節，止煩滿。久服輕身、明目、不老。一名魯果能（《御覽》作食果），一名地椹。生川澤石邊。

《吳普》曰：龍芮，一名薑苔，一名天豆。神農：苦，平；岐伯：酸；扁鵲、李氏：大寒；雷公：鹹，無毒。五月五日採（《御覽》）。

《名醫》曰：一名石能，一名彭根，一名天豆。生太山。五月五日採子，二月、八月採皮，陰乾。

【按】《范子計然》云：石龍芮，出三輔。色黃者，善。

‖ 茅　根 ‖

味甘，寒。主勞傷虛羸，補中益氣，除瘀血，血閉，寒熱，利小便。其苗主下水。一名蘭根，一名茹根。生山谷、田野。

《名醫》曰：一名地管，一名地筋，一名兼杜，生楚地，六月採根。

【按】《說文》云：茅，菅也；菅，茅也。《廣雅》云：菅，茅也。《爾雅》云：白華，野菅。郭璞云：菅，茅屬。《詩》云：白華菅兮，白茅束兮。《傳》云：白華，野菅也，已漚，為菅。

‖ 紫　菀 ‖

味苦，溫。主咳逆上氣，胸中寒熱結氣，去蠱毒痿蹷，安五臟。生山谷。

《吳普》曰：紫菀，一名青菀（《御覽》）。

《名醫》曰：一名紫茜，一名青苑。生房陵及

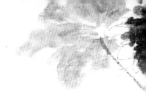

真定邯鄲。二月、三月採根，陰乾。

【按】《說文》云：菀，茈菀，出漢中房陵。陶弘景云：白者，名白菀。《唐本》注云：白菀，即女菀也。

‖ 紫　草 ‖

味苦，寒。主心腹邪氣，五疸，補中益氣，利九竅，通水道。一名紫丹，一名紫芺（《御覽》引云：一名地血。《大觀本》，無文）。生山谷。

《吳普》曰：紫草節赤。二月花（《御覽》）。

《名醫》曰：生碭山及楚地。三月採根，陰乾。

【按】《說文》云：茈，草也；藐，茈草也，茈草也，可以染留黃。

《廣雅》云：茈菮，茈草也。《山海經》云：勞山多茈草。

郭璞云：一名紫菮，中染紫也。《爾雅》云：藐，茈草。郭璞云：可以染紫。

‖ 敗　醬 ‖

味苦平。主暴熱火瘡，赤氣，疥瘙，疽痔，馬鞍熱氣。一名鹿腸。生川谷。

《名醫》曰：一名鹿首，一名馬草，一名澤敗。生江夏。八月採根，曝乾。

【按】《范子計然》云：敗醬，出三輔。陶弘景云：氣如敗醬。故以為名。

‖ 白　鮮 ‖

味苦，寒。主頭風，黃疸，咳逆，淋瀝，女子陰中腫痛，濕痹死肌，不可屈伸、起止行步。生川谷。

《名醫》曰：生上谷及冤句。四月、五月採根，陰乾。

【按】陶弘景云：俗呼為白羊鮮，氣息正似羊羶，或名白羶。

‖ 酸　漿 ‖

味酸，平。主熱煩滿，定志益氣，利水道。產難，吞其實立產。一名酢漿。生川澤。

《吳普》曰：酸醬，一名酢醬（《御覽》）。

《名醫》曰：生荊楚及人家田園中。五月採，陰乾。

【按】《爾雅》云：葴，寒醬。郭璞云：今酸醬草，江東呼曰苦葴。

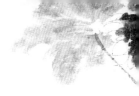

‖ 紫　參 ‖

味苦，辛，寒。主心腹積聚，寒熱邪氣，通九
竅，利大小便。一名牡蒙。生山谷。

《吳普》曰：伏蒙，一名紫參，一名泉戎，一
名音腹，一名伏菟，一名重傷。神農、黃帝：苦；
李氏：小寒。生河西山谷或宛句商山。圓聚生，根
黃赤有文，皮黑中紫，五月花紫赤，實黑，大如
豆。三月採根（《御覽》《大觀本》節文）。

《名醫》曰：一名眾戎，一名童腸，一名馬
行。生河西及菟句。三月採根，火炙使紫色。

【按】《范子計然》云：紫參，出三輔。赤青
色者，善。

‖ 藁　本 ‖

味辛，溫。主婦人疝瘕，陰中寒腫痛，腹中
急，除風頭痛，長肌膚，悅顏色。一名鬼卿，一名
地新。生山谷。

《名醫》曰：一名微莖。生崇山。正月、二月
採根，曝乾，三十日成。

【按】《廣雅》云：山芷，蔚香，藁本也。
《管子・地員篇》云：五臭疇生藁本。《荀子・

大略篇》云：蘭芷藁本，漸於蜜醴，一佩易之。樊光注《爾雅》云：藁本，一名藄蕪，根名靳芷。舊作藁，非。

‖ 石　韋 ‖

味苦，平。主勞熱邪氣，五癃閉不通，利小便水道。一名石䩾。生山谷石上。

《名醫》曰：一名石皮。生華陰山谷。不聞水及人聲者，良。二月採葉，陰乾。

‖ 草　薢 ‖

味苦，平。主腰背痛強，骨節風寒濕，周痹，惡瘡不瘳，熱氣。生山谷。

《名醫》曰：一名赤節，生真定，八月採根曝乾。

【按】《博物誌》云：萆薢，與草薢相亂。

‖ 白　薇 ‖

味苦，平。主暴中風，身熱肢滿，忽忽不知人，狂惑邪氣，寒熱酸疼，溫瘧洗洗髮作有時。生川谷。

《名醫》曰：一名白幕，一名薇草，一名春

草，一名骨美。生平原。三月三日採根，陰乾。

‖ 水 萍 ‖

味辛，寒。主暴熱身癢（《藝文類聚》《初學記》作瘍，此是），下水氣，勝酒，長鬚髮（《藝文類聚》作烏髮），消渴。久服輕身。一名水花（《藝文類聚》引云：一名水廉）。生池澤。

《吳普》曰：水萍，一名水廉。生澤水上。葉圓小，一莖一葉，根入水。五月華白，三月採，日乾（《御覽》）。

《名醫》曰：一始水白，一名水蘇。生雷澤。三月採，曝乾。

【按】《說文》云：蘋，荓也，無根，浮水而生者。萍，蘋也。薲，大萍也。

《廣雅》云：藻，萍也。《夏小正》云：七月湟潦生蘋。

《爾雅》云：萍，荓。郭璞云：水中浮萍，江東謂之藻。又其大者，蘋。《毛詩》云：於以採蘋。《傳》云：蘋，大萍也。

《范子計然》曰：水萍，出三輔。色青者，善。《淮南子·原道訓》云：萍樹根於水。高誘云：萍，大蘋也。

‖ 王 瓜 ‖

味苦，寒。主消渴內痹瘀血，月閉，寒熱，酸疼，益氣愈聾。一名土瓜。生平澤。

《名醫》曰：生魯地田野及人家垣牆間。三月採根，陰乾。

【按】《說文》云：菝，王菝也。《廣雅》云：葵茹，瓜瓤，王瓜也。《夏小正》云：四月王菝秀。《爾雅》云：鉤葵茹。郭璞云：鉤，瓤也，一名王瓜，實如瓝瓜，正赤，味苦。《月令》：王瓜生。鄭元云：《月令》云：王菝生。孔穎達云：疑王菝，則王瓜也。《管子·地員篇》剽土之次，曰：五沙：其種大菝細菝，白莖青秀以蔓。

《本草圖經》云：大菝，即王菝也。芴，亦謂之土瓜，自別是一物。

‖ 地 榆 ‖

味苦，微寒。主婦人乳痓痛，七傷，帶下病，止痛，除惡肉，止汗，療金瘡（《御覽》引云：主消酒。又云：明目。《大觀本草》消酒作黑字，而無明目）。生山谷。

《名醫》曰：生桐柏及冤句。二月、八月採

根，曝乾。

【按】《廣雅》云：菗蒢，地榆也。陶弘景云：葉似榆而長，初生布地，而花、子紫黑色，如豉，故名玉豉。

‖ 海　藻 ‖

味苦，寒。主癭瘤氣，頸下核，破散結氣、癰腫、癥瘕、堅氣，腹中上下鳴，下水十二腫，一名落首。生池澤。

《名醫》曰：一名薅。生東海。七月七日採，曝乾。

【按】《說文》云：藻，水草也，或作藻。《廣雅》云：海蘿，海藻也。

《爾雅》云：薅，海藻也。郭璞云：藥草也。一名海蘿，如亂髮，生海中。

《本草》云：又薅石衣。

郭璞云：水苔也，一名石髮。江東食之，或曰薅。葉似韭而大，生水底也，亦可食。

‖ 澤　蘭 ‖

味苦，微溫。主乳婦內衄（《御覽》作衄血），中風餘疾，大腹水腫，身面、四肢浮腫，骨節中

水，金瘡、癰腫瘡、膿血。一名虎蘭，一名龍棗。生大澤旁。

《吳普》曰：澤蘭，一名水香。神農、黃帝、岐伯、桐君：酸，無毒；李氏：溫。生下地水旁。葉如蘭，二月生，香，赤節，四葉相值枝節間。

《名醫》曰：一名虎蒲，生汝南。三月三日採，陰乾。

【按】《廣雅》云：虎蘭，澤蘭也。

‖ 防 己 ‖

味辛，平。主風、寒、溫瘧，熱氣諸癇，除邪，利大小便。一名解離（《御覽》作石解引云：通腠理，利九竅。《大觀本》六字黑）。生川谷。

《吳普》曰：木防己，一名解離，一名解燕。神農：辛；黃帝、岐伯、桐君：苦，無毒；李氏：大寒。如芳，莖蔓延；如芫，白根外黃似桔梗，內黑又如車輻解。二月、八月、十月採根（《御覽》）。

《名醫》曰：生漢中。二月、八月採根，陰乾。

【按】《范子計然》云：防己，出漢中旬陽。

‖ 款冬花 ‖

味辛，溫。主咳逆上氣，善喘，喉痹，諸驚癎，寒熱邪氣。一名橐吾（《御覽》作石），一名顆東（《御覽》作顆冬），一名虎鬚，一名兔奚。生山谷。

《吳普》曰：款冬，十二月花黃白（《藝文類聚》）。

《名醫》曰：一名氐冬。生常山及上黨水旁。十一月採花，陰乾。

【按】《廣雅》云：苦萃，款東也。《爾雅》云：菟奚，顆東。郭璞云：款冬也。紫赤華，生水中。《西京雜記》云：款冬，華於嚴冬。

傅咸《款冬賦》序曰：仲冬之月，冰凌積雪，款冬獨敷華豔。

‖ 牡　丹 ‖

味辛，寒。主寒熱，中風、瘈瘲、痙，驚癎邪氣，除癥堅，瘀血留舍腸胃，安五臟，療癰瘡。一名鹿韭，一名鼠姑。生山谷。

《吳普》曰：牡丹，神農、岐伯：辛；李氏：小寒；雷公、桐君：苦，無毒；黃帝：苦，有毒。葉如蓬相植，根如柏黑，中有核。二月採，八月採，日乾。人食之，輕身益壽（《御覽》）。

《名醫》曰：生巴郡及漢中。二月、八月採根，陰乾。

【按】《廣雅》云：白朮，牡丹也。《范子計然》云：牡丹，出漢中河內。赤色者，亦善。

‖ 馬先蒿 ‖

味苦、平。主寒熱鬼注，中風濕痹，女子帶下病，無子。一名馬矢蒿。生川澤。

《名醫》曰：生南陽。

【按】《說文》云：蔚，牡蒿也。《廣雅》云：因塵，馬先也。《爾雅》云：蔚，牡菣。郭璞云：無子者。《毛詩》云：匪莪伊蔚。《傳》云：菣，牡菣也。陸璣云：三月始生；七月華，華似胡麻華而紫赤；八月為角，角似小豆，角銳而長。一名馬新蒿。

【按】新、先，聲相近。

‖ 積雪草 ‖

味苦，寒。主大熱，惡瘡，癰疽，浸淫，赤熛，皮膚赤，身熱。生川谷。

《名醫》曰：生荊州。

【按】陶弘景云：荊楚人以葉如錢，謂為地錢

草。徐儀《藥圖》名連錢草。《本草圖經》云：
咸、洛二京亦有，或名胡薄荷。

女 菀 （《御覽》作苑）

味辛，溫。主風洗洗，霍亂泄利，腸鳴，上下
無常處，驚癇，寒熱百疾。生川谷或山陽。

《吳普》曰：女菀，一名白菀，一名識女苑
（《御覽》）。

《名醫》曰：一名白菀，一名織女菀，一名
茆。生漢中。正月、二月採，陰乾。

【按】《廣雅》云：女腸，女菀也。

王 孫

味苦，平。主五臟邪氣，寒濕痹，四肢疼酸，
膝冷痛。生川谷。

《吳普》曰：黃孫，一名王孫，一名蔓延，一
名公草，一名海孫。神農、雷公：苦，無毒；黃
帝：甘，無毒。生西海山谷及汝南城郭垣下。蔓
延，赤文，莖葉相當（《御覽》）。

《名醫》曰：吳，名白功草；楚，名王孫；
齊，名長孫。一名黃孫，一名黃昏，一名海孫，一
名蔓延。生海西及汝南城郭下。

【按】陶弘景云：今方家皆呼王昏，又云牡蒙。

‖ 蜀羊泉 ‖

味苦，微寒。主頭禿惡瘡，熱氣，疥瘙，痂癬蟲，療齲齒。生川谷。

《名醫》曰：一名羊泉，一名飴。生蜀郡。

【按】《廣雅》云：桼姑，艾但鹿何，澤靷也。《唐本》注云：此草一名漆姑。

‖ 爵　床 ‖

味鹹，寒。主腰脊痛，不得著床，俯仰艱難，除熱，可作浴湯。生川谷及田野。

《吳普》曰：爵床，一名爵卿（《御覽》）。

《名醫》曰：生漢中。

【按】別本注云：今人名為香蘇。

‖ 假　蘇 ‖

味辛，溫，主寒熱鼠瘻，瘰癧生瘡，結聚氣破散之，下瘀血，除濕痺。一名鼠蓂。生川澤（舊在菜部，今移）。

《吳普》曰：假蘇，一名鼠實，一名薑芥也

（《御覽》），一名荊芥。葉似落藜而細，蜀中生啖之（《蜀本》注）。

《名醫》曰：一名薑芥。生漢中。

【按】陶弘景云：即荊芥也，薑、荊，聲訛耳。先居草部中。今人食之，錄在菜部中也。

‖ 翹　根 ‖

味甘，寒，平（《御覽》作味苦，平）。主下熱氣，益陰精，令人面悅好，明目。久服輕身耐老。生平澤（舊在《唐本退》中，今移）。

《吳普》曰：翹根，神農、雷公：甘，有毒。三月、八月採，以作蒸，飲酒病入（《御覽》）。

《名醫》曰：生蒿高，二月、八月採。

【按】陶弘景云：方藥不復用，俗無識者。

上草，中品四十九種。舊四十六種。考菜部假蘇及《唐本草》中翹根，宜入此。

‖ 桑根白皮 ‖

味甘，寒，無毒。主傷中、五勞六極、羸瘦，崩中脈絕，補虛益氣。葉：主除寒熱出汗。桑耳黑者：主女子漏下赤白汁，血病，癥瘕積聚，腹痛，陰陽寒熱無子。五木耳名檽，益氣不饑、輕身強

志。生山谷。

《名醫》曰：桑耳，一名桑菌，一名木麥，生
犍為。六月多雨時採，即曝乾。

【按】《說文》云：桑，蠶所食葉，木荑，木
耳也。蕈，桑葵。

《爾雅》云：桑瓣有葚栀。舍人云：桑樹，一
半有葚，半無葚，名栀也。

郭璞云：瓣，半也，又女桑，桋桑。郭璞云：
今俗呼桑樹，小而條長者，為女桑樹。又檿山桑，
郭璞云：似桑材中作弓及草轅。又桑柳槐條，郭璞
云：阿那垂條。

‖ 竹 葉 ‖

味苦，平。主咳逆上氣，溢筋惡瘍，殺小蟲。
根：作湯，益氣止渴，補虛下氣。汁：主風痙。
實：通神明，輕身、益氣。

《名醫》曰：生益州。

【按】《說文》云：竹，冬生草也，象形，下
巫者，箁，箬也。

‖ 吳茱萸 ‖（《御覽》引無吳字，是）

味辛，溫。主溫中，下氣，止痛，咳逆，寒

熱，除濕、血痹，逐風邪，開湊（舊作腠，《御覽》
作湊，是）理。根：殺三蟲。一名藙，生山谷。

《名醫》曰：生冤句。九月九日採，陰乾。

【按】《說文》云：茱，茱萸，屬椒。萸，茱
萸也。煎茱萸，《漢律》：會稽獻藙一斗。《廣
雅》云：榝、𣗪、檔、樾、椒，茱萸也。《三蒼》
云：𣗪，茱萸也（《御覽》）。

《爾雅》云：椒、𣗪、醜𣗪。郭璞云：茱萸
子，聚生成房貌，今江東亦呼𣗪，似茱萸而小，赤
色。《禮記》云：三牲用藙。鄭云：藙煎茱萸也，
《漢律》會稽獻焉，《爾雅》謂之𣗪。

《范子計然》云：茱萸，出三輔。陶弘景云：
《禮記》名藙，而作俗中呼為藙子。當是不識藙
字，似雜字，仍以相傳。

‖ 厄　子 ‖（舊作梔，《藝文類聚》及《御覽》引，作支，是）

味苦，寒。治五內邪氣，胃中熱氣，面赤，酒
皰皶鼻、白癩、赤癩、瘡瘍。一名木丹。生川谷。

《名醫》曰：一名樾桃，生南陽。九月採實，
曝乾。

【按】《說文》云：梔，黃木可染者。《廣

雅》云：梔子，榙桃也。《史記・貨殖列傳》云：
巴蜀地饒卮。《集解》云：徐廣曰：音支，煙支
也；紫，赤色也。據《說文》當為梔。

‖ 蕪　荑 ‖

味辛，平，五內邪氣，散皮膚骨節中，淫淫溫
行毒，去三蟲，化食。一名無姑，一名薽蘠（《御
覽》引云：逐寸白，散雝中溫溫喘息。《大觀本》
作黑字）。生川谷。

《名醫》曰：一名殿塘。生晉山。三月採實，
陰乾。

【按】《說文》云：梗，山枌榆，有朿莢，可
為蕪荑者。《廣雅》云：山榆，母估也。《爾雅》
云：莁荑，蒩蘠。郭璞云：一名白蕢，又無姑，其
實夷。郭璞云：無姑，姑榆也。生山中，葉圓而
厚，剝取皮合漬之，其味辛香，所謂蕪荑。《范子
計然》云：蕪荑在地，赤心者，善。

‖ 枳　實 ‖

味苦，寒。主大風在皮膚中，如麻豆苦癢
（《御覽》作痰，非）。除寒熱結，止利（舊作
痢，《御覽》作利，是）。長肌肉，利五臟，益氣

輕身。生川澤。

《吳普》曰：枳實，苦。雷公：酸，無毒；李氏：大寒。九月、十月採，陰乾（《御覽》）。

《名醫》曰：生河內，九月、十月採，陰乾。

【按】《說文》云：枳木似橘。《周禮》云：橘逾淮而化為枳。沈括《補筆談》云：六朝以前，醫方唯有枳實，無枳殼，後人用枳之小、嫩者，為枳實；大者，為枳殼。

‖ 厚 朴 ‖

味苦，溫。主中風、傷寒、頭痛、寒熱，驚悸氣，血痹死肌，去三蟲。

《吳普》曰：厚朴，神農、岐伯、雷公：苦，無毒；李氏：小溫（《御覽》引云：一名厚皮。生交址）。

《名醫》曰：一名厚皮，一名赤朴。其樹名榛，其子名逐。生交址冤句。九月、十月採皮，陰乾。

【按】《說文》云：朴，木皮也，榛木也。《廣雅》云：重皮，厚朴也。《范子計然》云：厚朴出宏農。

【按】今俗以榛為親，不知是厚朴。《說文》

榛字作親。

‖ 秦 皮 ‖

味苦，微寒。主風、寒、濕痹，洗洗寒氣，除熱，目中青翳、白膜。久服頭不白、輕身。生川谷。

《吳普》曰：岑皮，一名秦皮。神農、雷公、黃帝、岐伯：酸，無毒；李氏：小寒。或生冤句水邊。二月、八月採（《御覽》）。

《名醫》曰：一名岑皮，一名石檀，生廬江及冤句，二月、八月採皮，陰乾。

【按】《說文》云：梣，青皮木，或作檽。《淮南子·真訓》云：梣木，色青翳。高誘云：梣木，苦歷木也。生於山，剝取其皮，以水浸之，正青，用洗眼，癒人目中膚翳。據《吳普》云：岑皮，名秦皮，《本經》作秦皮者，後人以俗稱改之，當為岑皮。

‖ 秦 菽 ‖

味辛，溫。主風邪氣，溫中，除寒痹，堅齒髮，明目。久服輕身、好顏色、耐老、增年、通神。生川谷。

《名醫》曰：生太山及秦嶺上，或琅邪。八月、九月採實。

【按】《說文》云：椒，椒莍，莍椒。椒榝實莍裏如裘者，樧似茱萸，出《淮南》。《廣雅》云：榝樧，茱萸也。《北山經》云：景山多秦椒。郭璞云：子似椒而細葉草也。《爾雅》云：檓，大椒。郭璞云：今椒樹叢生實大者，名為檓。又椒樧丑莍。郭璞云：莍萸子聚成房貌，今江東亦呼莍樧，似茱萸而小，赤色。《毛詩》云：椒聊之實。《傳》云：椒聊，椒也。陸璣云：椒樹，似茱萸，有針刺，葉堅而滑澤，蜀人作茶，吳人作茗，皆合煮其葉以為香。

《范子計然》云：秦椒，出天水隴西，細者，善。《淮南子・人間訓》云：申椒、杜茝，美人之所懷服。舊作椒，非。據《山海經》有秦椒，生聞喜景山，則秦非秦地之秦也。

‖ 山茱萸 ‖

味酸，平。主心下邪氣，寒熱，溫中，逐寒濕痹，去三蟲。久服輕身。一名蜀棗。生山谷。

《吳普》曰：山茱萸，一名魃實，一名鼠矢，一名雞足。神農、黃帝、雷公、扁鵲：酸，無毒；

岐伯：辛；一經：酸。或生冤句、琅邪，或東海承縣。葉如梅，有刺毛。二月，華如杏；四月，實如酸棗，赤；五月採實（《御覽》）。

《名醫》曰：一名雞足，一名魅實，生漢中及琅邪、冤句，東海承縣。九月、十月採實，陰乾。

‖ 紫 葳 ‖

味酸（《御覽》作鹹），微寒。主婦人產乳餘疾，崩中，癥瘕血閉，寒熱羸瘦，養胎。生川谷。

《吳普》曰：紫葳，一名武威，一名瞿麥，一名陵居腹，一名鬼目，一名蓷華。神農、雷公：酸；岐伯：辛；扁鵲：苦鹹；黃帝：甘，無毒。如麥根黑。正月、八月採。或生真定（《御覽》）。

《名醫》曰，一名陵苕，一名蘢華。生西海及山陽。

【按】《廣雅》云：茈葳，陵苕，蓘麥也。《爾雅》云：苕，陵苕。郭璞云：一名陵時。

《本草》云：又黃華，蔈；白華，茇。郭璞云：苕、華，色異，名亦不同。

《毛詩》云：苕之華。《傳》云：苕，陵苕也。

《范子計然》云：紫葳，出三輔。

李當之云：是瞿麥根。據李說與《廣雅》合，而《唐本》注引《爾雅》注，有一名陵霄四字，謂即陵霄花，陸璣以為鼠尾，疑皆非，故不採之。

‖ 豬 苓 ‖

味甘，平。主痎瘧，解毒蠱注（《御覽》作蛀）不祥，利水道。久服輕身、耐老（《御覽》作能老）。一名猳豬屎。生山谷。

《吳普》曰：豬苓，神農：甘；雷公：苦，無毒（《御覽》引云：如茯苓，或生冤句，八月採）。

《名醫》曰：生衡山及濟陰冤句。二月、八月採，陰乾。

【按】《莊子》云：豕零。司馬彪注作豕囊，云：一名豬苓，根似豬卵，可以治渴。

‖ 白 棘 ‖

味辛，寒。主心腹痛，癰腫潰膿，止痛。一名棘針。生川谷。

《名醫》曰：一名棘刺。生雍州。

【按】《說文》云：棘，小棗叢生者。

《爾雅》云：髦顛棘。

孫炎云：一名白棘。李當之云：此是酸棗樹

針，今人用天門冬苗代之，非是真也。

【按】經云：天門冬，一名顛勒。勒、棘，聲相近，則今人用此，亦非無因也。

‖ 龍　眼 ‖

味甘，平。主五臟邪氣，安志厭食。久服強魂魄，聰明、輕身、不老，通神明。一名益智。生山谷。

《吳普》曰：龍眼，一名益智。《要術》：一名比目（《御覽》）。

《名醫》曰：其大者似檳榔。生南海松樹上。五月採，陰乾。

【按】《廣雅》云：益智，龍眼也。劉達注《吳都賦》云：龍眼，如荔枝而小，圓如彈丸，味甘，勝荔枝。蒼梧、交址、南海、合浦皆獻之，山中人家亦種之。

‖ 松　蘿 ‖

味苦，平。主瞋怒邪氣，止虛汗、頭風，女子陰寒、腫病。一名女蘿。生山谷。

《名醫》曰：生熊耳山。

【按】《廣雅》云：女蘿，松蘿也。

《毛詩》云：蔦與女蘿。

《傳》云：女蘿、菟絲，松蘿也。陸璣云：松蘿自蔓松上，枝正青，與菟絲異。

‖ 衛 矛 ‖

味苦，寒。主女子崩中下血，腹滿汗出，除邪，殺鬼毒、蟲注。一名鬼箭。生山谷。

《吳普》曰：鬼箭，一名衛矛，神農、黃帝、桐君：苦，無毒。葉，如桃如羽，正月、二月、七月採，陰乾，或生野田（《御覽》）。

《名醫》曰：生霍山。八月採，陰乾。

【按】《廣雅》云：鬼箭，神箭也。陶弘景云：其莖有三羽，狀如箭羽。

‖ 合 歡 ‖

味甘，平。主安五臟，利心志（《藝文類聚》作和心志，《御覽》作和心氣）。令人歡樂無憂。久服輕身、明目，得所欲。生山谷。

《名醫》曰：生益州。

【按】《唐本》注云：或曰合昏，歡、昏音相近。《日華子》云：夜合。

上木，中品一十七種。舊同。

‖ 白馬莖 ‖

味鹹，平。主傷中脈絕，陰不起，強志益氣，長肌肉，肥健生子。眼：主驚癇，腹滿，瘧疾，當殺用之。懸蹄：主驚邪，瘈瘲，乳難，辟惡氣、鬼毒、蠱注、不祥。生平澤。

《名醫》曰：生雲中。

‖ 鹿　茸 ‖

味甘，溫。主漏下惡血，寒熱，驚癇，益氣強志，生齒不老。角：主惡瘡癰腫，逐邪惡氣，留血在陰中。

《名醫》曰：茸，四月、五月解角時取，陰乾使時燥。角七月採。

‖ 牛角䚡 ‖

下閉血，瘀血疼痛，女人帶下血。髓：補中，填骨髓。久服增年。膽：可入丸藥。

【按】《說文》云：䚡，角中骨也。

‖ 羖羊角 ‖

味鹹，溫。主青盲，明目，殺疥蟲，止寒泄，

辟惡鬼虎狼，止驚悸。久服安心、益氣、輕身。生川谷。

《名醫》曰：生河西。取無時。

【按】《說文》云：羖夏羊。牝，曰羧。《爾雅》云：羊牝，羖。郭璞云：今人便以羘、羖，為黑白羊名。

‖ 牡狗陰莖 ‖

味鹹，平。主傷中，陰痿不起，令強、熱、大、生子，除女子帶下十二疾。一名狗精。膽：主明目。

《名醫》曰：六月上伏，取陰乾百日。

‖ 羚羊角 ‖

味鹹，寒。主明目，益氣，起陰，去惡血注下，辟蠱毒、惡鬼不祥，安心氣，常不魘寐。生川谷。

《名醫》曰：生石城及華陰山。採無時。

【按】《說文》云：羚，大羊而細角。《廣雅》云：美皮，冷角。《爾雅》云：羚大羊。郭璞云：羚羊，似羊而大，角圓銳，好在山崖間。陶弘景云：《爾雅》名羱羊。

據《說文》云：莧山羊細角也。

《爾雅》云：羱，如羊。郭璞云：羱，似吳羊而大角，角橢，出西方。莧，即羱正字。然《本經》羚字，實羚字俗寫，當以羚為是。《爾雅》釋文引本草，作羚。

‖ 犀　角 ‖

味苦，寒。主百毒蟲注，邪鬼瘴氣，殺鉤吻、鴆羽、蛇毒，除邪，不迷惑魘寐。久服輕身。生山谷。

《名醫》曰：生永昌及益州。

【按】《說文》云：犀，南徼外牛，一角在鼻，一角在頂，似豕。

《爾雅》云：犀，似豕。郭璞云：形似水牛，豬頭大腹；痺腳，腳有三蹄，黑色；三角，一在頂上，一在鼻上，一在額上。鼻上者，即食角也。小而不橢，好食棘，亦有一角者。

《山海經》云：琴鼓之山，多白犀。郭璞云：此與辟寒、蟕忿、辟塵、辟暑諸犀，皆異種也。

《范子計然》云：犀角，出南郡，上價八千，中三千，下一千。

上獸，中品七種。舊同。

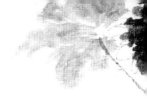

‖ 燕　屎 ‖

味辛，平。主蠱毒鬼注，逐不祥邪氣，破五
癃，利小便。生平谷。

《名醫》曰：生高山。

【按】《說文》云：燕，元鳥也。爾口，布
翅，枝尾，象形。作巢，避戊己，乙元鳥也。齊魯
謂之乙，取其名自呼，象形或作亂。

《爾雅》云：燕亂。《夏小正》云：二月來
降，燕乃睇。《傳》云：燕，乙也。九月陟元鳥，
蟄。《傳》云：元鳥者，燕也。

‖ 天鼠屎 ‖

味辛，寒。主面癰腫，皮膚洗洗時痛，腸中血
氣，破寒熱積聚，除驚悸。一名鼠姑，一名石肝。
生山谷。

《名醫》曰：生合浦，十月、十二月取。

【按】李當之云：即伏翼屎也。李云：天鼠，
《方言》一名仙鼠。

【按】今本《方言》云：或謂之老鼠，當為天
字之誤也。

上禽，中品二種。舊同。

‖ 猬　皮 ‖

味苦，平。主五痔陰蝕，下血赤白，五色血汁不止，陰腫痛引腰背。酒煮殺之。生川谷。

《名醫》曰：生楚山田野。取無時。

【按】《說文》云：彙，似豪豬者，或作猬。《廣雅》云：虎王，猬也。《爾雅》云：彙，毛刺。郭璞云：今謂狀似鼠。《淮南子·說山訓》云：鵲矢中猬。

‖ 露蜂房 ‖

味苦，平。主驚癇瘈瘲，寒熱邪氣，癲疾，鬼精蠱毒，腸痔。火熬之，良。一名蜂腸。生山谷。

《名醫》曰：一名百穿，一名蜂𢃀。生牂柯，七月七日採，陰乾。

【按】《淮南子·氾論訓》云：蜂房不容卵。高誘云：房巢也。

‖ 鱉　甲 ‖

味鹹，平。主心腹癥瘕，堅積寒熱，去痞息肉，陰蝕、痔、惡肉。生池澤。

《名醫》曰：生丹陽。取無時。

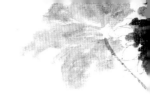

【按】《說文》云：鱉，甲蟲也。

‖ 蟹 ‖

味鹹，寒。主腦中邪氣，熱結痛，喎僻面腫，敗漆，燒之致鼠。生池澤。

《名醫》曰：生伊洛諸水中。取無時。

【按】《說文》云：蟹，有二敖八足旁行，非蛇鱔之穴無所庇。或作蠏，蜁蟹也。

《荀子·勤學篇》云：蟹，六跪而二螯，非蛇蟺之穴無所寄託。《廣雅》云：蜅蟹，蜁也。《爾雅》云：蜠蜎，小者，蟧。郭璞云：或曰即蟛蜎也，似蟹而小。

‖ 柞 蟬 ‖

味鹹，寒。主小兒驚癇、夜啼，癲病，寒熱。生楊柳上。

《名醫》曰：五月採，蒸乾之。

【按】《說文》云：蟬以旁鳴者，蜩蟬也。《廣雅》云：蛣蜣，蟬也；復育，蛻也。舊作蚱蟬。《別錄》云：蚱者，鳴蟬也，殼一名楉蟬，又名伏蜟。

【按】蚱，即柞字。《周禮·考工記》云：侈

則柞。鄭元云：柞，讀為咋咋然之咋，聲大外也。

《說文》云：諸，大聲也，音同柞，今據作柞。柞蟬，即五月鳴蜩之蜩。

《夏小正》云：五月良蜩鳴。《傳》：良蜩也，五採具。《爾雅》云：蜩，螗、蜩。《毛詩》云：如蜩。《傳》云：蜩，蟬也。

《方言》云：楚謂之蜩；宋衛之間，謂之螗蜩；陳鄭之間，謂之螂蜩；秦、晉之間，謂之蟬；海岱之間，謂之蝽。

《論衡》云：蟬生於復育，開背而出。而《玉篇》云：蚱蟬，七月生。

陶弘景：音蚱作笮云，瘂蟬，是為《月令》之寒蟬，《爾雅》所云蜺矣，《唐本》注非之也。

‖ 蠐 螬 ‖

味鹹，微溫。主惡血、血瘀（《御覽》作血瘴）痹氣，破折，血在脅下堅滿痛，月閉，目中淫膚，青翳白膜。一名蟦蠐。生平澤。

《名醫》曰：一名蜡齊，一名勃齊。生河內人家積糞草中。取無時。反行者，良。

【按】《說文》云：蠐，蠐螬也，蝤，蝤蠐也，蝎、蝤蠐也。《廣雅》云：蛭蛒，蜚蠋，地

蠶，蠹蟥，蠐蟛。《爾雅》云：蟥，蠐蟛。

郭璞云：在糞土中，又蝤蠐，蠍。郭璞云：在木中。今雖通名蠍，所在異。又蠍，蛣蜖。郭璞云：木中蠹蟲。蠍，桑蠹，郭璞云：即拮掘。

《毛詩》云：領如蝤蠐。

《傳》云：蝤蠐，蠍蟲也。

《方言》云：蠐蟛，謂之蟥。自關而東，謂之蝤蠐，或謂之蠶蠋，或謂之蠶蛒，梁益之間，謂之蛭蛒，或謂之蠍或謂之蛭蛒；秦晉之間，謂之蠹，或謂之天螻。

《列子・天瑞篇》云：烏足根為蠐蟛。

《博物誌》云：蠐蟛以背行，快於足用。《說文》無蟥字，當借蜑為之。聲相近，字之誤也。

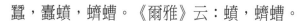

‖ 烏賊魚骨 ‖

味鹹，微溫。主女子漏下赤白經汁，血閉，陰蝕、腫痛，寒熱癥瘕，無子。生池澤。

《名醫》曰：生東海。取無時。

【按】《說文》云：鰂，烏鰂，魚名，或作鯽，《左思賦》有烏賊。劉逵注云：烏賊魚，腹中有墨。陶弘景云：此是鸜烏所化作，今其口腳具存，猶相似爾。

‖ 白僵蠶 ‖

味鹹、平。主小兒驚癇夜啼，去三蟲，滅黑黚，令人面色好，男子陰瘍病。生平澤。

《名醫》曰：生潁川。四月取自死者。

【按】《說文》云：蠶任絲也。《淮南子·說林訓》云：蠶，食而不飲，二十二日而化。《博物誌》云：蠶三化，先孕而後交，不交者，亦生子，子後為蚊（ㄑㄧㄢ丷），皆無眉目，易傷，收採亦薄。《玉篇》作僵蠶，正當為僵，舊作殭，非。

‖ 鮀魚甲 ‖

味辛，微溫。主心腹癥瘕、伏堅、積聚、寒熱，女子崩中，下血五色，小腹陰中相引痛，瘡疥死肌。生池澤。

《名醫》曰：生南海。取無時。

【按】《說文》云：鱓，魚名，皮可為鼓鼉。鼉，水蟲似蜥，易長大。

陶弘景云：蛇，即鼉甲也。

‖ 樗　雞 ‖

味苦，平。主心腹邪氣，陰痿，益精強志，生

子好色，補中輕身。生川谷。

《名醫》曰：生河內樗樹上。七月採，曝乾。

【按】《廣雅》云：樗鳩，樗雞也。《爾雅》云：螒（ㄏㄢˋ），天雞。李巡云：一名酸雞。郭璞云：小蟲，黑身赤頭，一名莎雞，又曰樗雞。《毛詩》云：六月莎雞振羽。陸璣云：莎雞，如蝗而班色，毛翅數重，某翅正赤，或謂之天雞。六月中，飛而振羽，索索作聲，幽州人謂之蒲錯是也。

‖ 蛞 蝓 ‖

味鹹，寒。主賊風喎僻，軼筋及脫肛，驚癇攣縮。一名陵蠡。生池澤。

《名醫》曰：一名土蝸，一名附蝸。生大山及陰地沙石垣下。八月取。

【按】《說文》云：蝓，虎蝓也。蠃，一石虎蝓。《廣雅》云：蠡蠃，蝸牛，蜒蝓也。《中山經》云：青要之山，是多仆累。郭璞云：仆累，蝸牛也。《周禮》鱉人，祭祀供蠃。鄭云：蠃，蜒蝓。《爾雅》云：蚹蠃，蜒蝓。郭璞云：即蝸牛也。

《名醫》曰：別出蝸牛條，非。舊作蛞，《說文》所無。據《玉篇》云：蛞，蛞東，知即活東異

文，然則當為活。

‖ 石龍子 ‖

味鹹，寒。主五癃邪結氣，破石淋，下血，利小便水道。一名蜥蝪。生川谷。

《吳普》曰：石龍子，一名守宮，一名石蝪，一名石龍子（《御覽》）。

《名醫》曰：一名山龍子，一名守宮，一石石蝪。生平陽及荊山石間。五月取著石上，令乾。

【按】《說文》云：蜥，蟲之蜥易也。易，蜥易，蝘蜓，守宮也，象形。蝘，在壁，曰蝘蜓；在草，曰蜥易，或作蝘、蚖、榮蚖、蛇醫，以注鳴者。《廣雅》云：蛤蚧，嚧蝘，蚵蠪，蜥蝪也。《爾雅》云：蠑螈，蜥蝪；蜥蝪，蝘蜓；蝘蜓，守宮也。《毛詩》云：胡為虺蜴。

《傳》云：蜴，螈也。陸璣云：虺蜴，一名蠑螈，蜴也，或謂之蛇醫，如蜥蝪，青綠色，大如指，形狀可惡。《方言》云：守宮，秦晉、西夏謂之守宮，或謂之嚧蝘，或謂之蜥易，其在澤中者，謂之易錫；南楚謂之蛇醫，或謂之蠑螈；東齊，海岱謂之蚭蜥；北燕謂之祝蜓；桂林之中，守宮大者而能鳴，謂之蛤蚧。

‖ 木　虻 ‖

味苦，平。主目赤痛，眥傷淚出，瘀血血閉，寒熱酸嘶，無子。一名魂常。生川澤。

《名醫》曰：生漢中。五月取。

【按】《說文》云：虻，齧人飛蟲。《廣雅》云：䖟蠓，虻也，此省文。《淮南子・齊俗訓》云：水蚈，為蟌荒。高誘云：青蛉也。又《說山訓》云：虻，散積血。

‖ 蜚　虻 ‖

味苦，微寒。主逐瘀血，破下血積，堅痞癥瘕，寒熱，通利血脈及九竅。生川谷。

《名醫》曰：生江夏。五月取。腹有血者，良。

‖ 蜚　廉 ‖

味鹹，寒。主血瘀（《御覽》引云：逐下血），癥堅，寒熱，破積聚，喉咽痹，內寒，無子。生川澤。

《吳普》曰：蜚廉蟲。神農、黃帝云：治婦人寒熱（《御覽》）。

《名醫》曰：生晉陽及人家屋間。立秋採。

【按】《說文》云：蜚，盧蜚也。蜚、臭蟲，負蠜也。蠜，目蠜也。《廣雅》云：飛蠊，飛蠊也。《爾雅》云：蜚，蠦蜰。

郭璞云：即負盤臭蟲。《唐本》注云：漢中人食之，下氣，名曰石薑，一名盧蜰，一石負盤，舊作蠊。據刑昺疏引此作廉。

‖ 䗪 蟲 ‖

味鹹，寒。主心腹寒熱洗洗，血積癥瘕，破堅，下血閉，生子大良。一名地鱉。生川澤。

《吳普》曰：䗪蟲，一名土鱉（《御覽》）。

《名醫》曰：一名土鱉，生河東及沙中、人家牆壁下、土中濕處。十月，曝乾。

【按】《說文》云：䗪蟲屬蠜，目蠜也。《廣雅》云：負蠜，蠦也。《爾雅》云：草蟲，負蠜。郭璞云：常羊也。《毛詩》云：喓喓草蟲。《傳》云：草蟲，常羊也。陸璣云：小大長短如蝗也。奇音，青色，好在茅草中。

‖ 伏 翼 ‖

味鹹，平。主目瞑，明目，夜視有精光。久服

令人喜樂，媚好無憂。一名蝙蝠。生川谷（舊作禽部，今移）。

《吳普》曰：伏翼，或生人家屋間。立夏後採，陰乾。治目冥，令人夜視有光（《藝文類聚》）。

《名醫》曰：生太山及人家屋間。立夏後採，陰乾。

【按】《說文》云：蝙，蝙蝠也；蝠，蝙蝠，服翼也。《廣雅》云：伏翼，飛鼠，仙鼠，吐蠪也。《爾雅》云：蝙蝠，服翼。《方言》云：蝙蝠，自關而東，謂之伏翼，或謂之飛鼠，或謂之老鼠，或謂之仙鼠；自關而西，秦隴之間，謂之蝙蝠；北燕謂之蚾蝙。李當之云：即天鼠。

上蟲、魚，中品一十七種。舊十六種，考禽部伏翼宜入此。

‖ 梅　實 ‖

味鹹，平。主下氣，除熱，煩滿，安心，肢體痛，偏枯不仁，死肌，去青黑痣，惡疾。生川谷。

《吳普》曰：梅實（《大觀本草》作核），明目，益氣（《御覽》）、不饑（《大觀本草》引《吳氏本草》）。

《名醫》曰：生漢中。五月採，火乾。

【按】《說文》云：㯱，乾梅之屬，或作藃。
某，酸果也。以梅為楠。《爾雅》云：梅楠。郭璞
云：似杏，實酢，是以某注梅也。《周禮》：籩人
饋食，籩，其實乾㯱。鄭云：乾㯱，乾梅也。有桃
諸、梅諸，是其乾者。《毛詩》疏云：梅暴為臘，
羹臛虀中，人含之，以香口（《大觀本草》）。

上果，中品一種。舊同。

‖ 大豆黃卷 ‖

味甘，平。主濕痹，筋攣，膝痛。

‖ 生大豆 ‖

塗癰腫，煮汁飲，殺鬼毒，止痛。

‖ 赤小豆 ‖

主下水，排癰腫膿血。生平澤。

《吳普》曰：大豆黃卷，神農、黃帝、雷公：
無毒。採無時。去面累黚。得前胡、烏啄、杏子、
牡蠣、天雄、鼠屎，共蜜和，佳。不欲海藻、龍
膽。此法，大豆初出黃土芽是也。生大豆，神農、
岐伯：生、熟，寒。九月採。殺烏豆毒，並不用元
參。赤小豆，神農、黃帝：鹹；雷公：甘。九月採

（《御覽》）。

《名醫》曰：生大山。九月採。

【按】《說文》云：椒，豆也，象豆生之形也；荅，小椒也，藿椒之少也。

《廣雅》云：大豆，椒也；小豆，荅也；豆角，謂之莢；其葉謂之藿。《爾雅》云，戎叔，謂之荏叔。孫炎云：大豆也。

‖ 粟　米 ‖

味鹹，微寒。主養腎氣，去胃、脾中熱，益氣。陳者味苦，主胃熱，消渴，利小便（《大觀本草》，作黑字，據《吳普》增）。

《吳普》曰：陳粟，神農、黃帝：苦，無毒。治脾熱、渴。粟，養腎氣（《御覽》）。

【按】《說文》云：粟，嘉穀實也。

孫炎注《爾雅》粢稷云：粟也，今關中人呼小米為粟米，是。

‖ 黍　米 ‖

味甘，溫。主益氣補中，多熱、令人煩（《大觀本》作黑字，據《吳普》增）。

《吳普》曰：黍，神農：甘，無毒。七月取，

陰乾。益中補氣（《御覽》）。

【按】《說文》云：黍，禾屬而黏者。以大暑而種，故謂之黍。孔子曰：黍，可為酒，禾入水也。《廣雅》云：粢，黍稻，其採謂之禾。《齊民要術》引氾勝之書曰：黍，忌丑。又曰：黍，生於巳，壯於酉，長於戌，老於亥，死於丑，惡於丙午，忌於丑寅卯。

【按】黍，即穄之種也。

上米、穀中品三種。舊二種，大、小豆為二，無粟米、黍米。今增。

‖ 蔾 實 ‖

味辛，溫。主明目溫中，耐風寒，下水氣，面目浮腫，癰瘍，馬蔾，去腸中蛭蟲，輕身。生川澤。

《吳普》曰：蔾實，一名天蔾，一名野蔾，一名澤蔾（《藝文類聚》）。

《名醫》曰：生雷澤。

【按】《說文》云：蔾，辛菜，薔虞也。薔，薔虞，蔾。《廣雅》云：葒，蘢，蘈，馬蔾也。《爾雅》云：牆虞，蔾。

郭璞云：虞蔾，澤蕮。又葒，蘢古。其大者，

歸。郭璞云：俗呼葒草為蘢鼓，語轉耳。

《毛詩》云：隰有游龍。《傳》云：龍，紅草也。陸璣云：一名馬蓼，葉大而赤色，生水中，高丈餘。又，以薅殺蓼。《傳》云：蓼，水草也。

‖ 葱 實 ‖

味辛，溫。主明目，補中不足。其莖可作湯，主傷寒寒熱，出汗，中風面目腫。

‖ 薤 ‖

味辛，溫。主金瘡，瘡敗，輕身、不饑、耐老。生平澤。

《名醫》曰：生魯山。

【按】《說文》云：薤菜也，葉似韭。《廣雅》云：韭，薤，藠，其華謂之菁。《爾雅》云：薤，鴻薈。郭璞云：即薤菜也。又，勁山蠶。陶弘景云：葱薤異物，而今共條，《本經》既無韭，以其同類，故也。

‖ 水 蘇 ‖

味辛，微溫。主下氣，辟口臭，去毒，辟惡。久服通神明、輕身耐老。生池澤。

《吳普》曰：芥蒩，一名水蘇，一名勞祖（《御覽》）。

《名醫》曰：一名雞蘇，一名勞祖，一名芥蒩，一名芥苴。生九真，七月採。

【按】《說文》云：蘇，桂荏也。《廣雅》云：芥蒩，水蘇也。《爾雅》云：蘇，桂，荏。郭璞云：蘇，荏類，故名桂荏。《方言》云：蘇，亦荏也，關之東西，或謂之蘇，或謂之荏；周鄭之間，謂之公蕡；沅湘之南，謂之䔌，其小者，謂之釀菜。

【按】釀菜，即香薷也。亦名香菜。《名醫》別出香薷條，非。今紫蘇、薄荷等，皆蘇類也。《名醫》俱別出之。

上菜，中品三種。舊四種，考葱實，宜與韰同條，今並假蘇，宜入草部。

下藥，一百二十五種，為佐使，主治病以應地。多毒，不可久服。欲除寒熱邪氣，破積聚，癒疾者，本下經。

石灰、礜石、鉛丹、粉錫（錫鏡鼻）、代赭、戎鹽、鹵鹽、白堊、冬灰、青琅玕（上玉、石，下品十種。舊一十二種）。

附子、烏頭、天雄、半夏、虎掌、鳶尾、大黃、葶藶、桔梗、莨蕩子、草蒿、旋覆花、藜蘆、鈎吻、射干、蛇合、恒山、蜀漆、甘遂、白斂、青葙子、雚菌、白及、大戟、澤漆、茵芋、貫眾、蕘花、牙子、羊躑躅、商陸、羊蹄、萹蓄、狼毒、白頭翁、鬼臼、羊桃、女青、連翹、蘭茹、烏韭、鹿藿、蚤休、石長生、陸英、藎草、牛扁、夏枯草、芫華（上草，下品四十九種，舊四十八種）。

巴豆、蜀菽、皂莢、柳華、楝實、鬱李仁、莽

草、雷丸、桐葉、梓白皮、石南、黃環、溲疏、鼠李、藥實根、欒華、蔓椒（上木，下品一十七種，舊一十八種）。

豚卵、麋脂、鼺鼠、六畜毛蹄甲（上獸，下品四種，舊同）。

蝦蟆、馬刀、蛇蛻、蚯蚓、蠮螉、蜈蚣、水蛭、班苗、貝子、石蠶、雀甕、蜣蜋、螻蛄、馬陸、地膽、鼠婦、熒火、衣魚（上蟲、魚，下品一十八種，舊一十八種）、桃核仁、杏核仁（上木，下品二種。舊同）、腐婢（上米、穀，下品一種，舊同）、苦瓠、水靳（上菜，下品二種。舊同）。

彼子（上品，一種，未詳）。

附《吳普本草》

‖ 石　灰 ‖

味辛，溫。主疽瘍、疥瘙、熱氣，惡瘡癩疾，死肌，墮眉，殺痔蟲，去黑子、息肉。一名惡灰。生山谷。

《名醫》曰：一名希疢。生中山。

【按】惡灰，疑當為堊灰。希、石，聲之緩急。

‖ 礜 石 ‖

味辛，大熱。主寒熱，鼠瘻蝕瘡，死肌，風痹，腹中堅邪氣，一名青分石，一名立制石，一名固羊石（《御覽》引云：除熱，殺百獸。《大觀本》作黑字）。出山谷。

《吳普》曰：白礜石，一名鼠鄉。神農、岐伯：辛，有毒；桐君：有毒；黃帝：甘，有毒；李氏云：或生魏興，或生少室。十二月採（《御覽》引云：一名太白，一名澤乳，一名食鹽。又云：李氏：大寒，主溫熱）。

《名醫》曰：一名白礜石，一名太白石，一名澤乳，一名食鹽。生漢中及少室。採無時。

【按】《說文》云：礜，毒石也，出漢中。《西山經》云：皋塗之山，有白石焉，其名曰礜，可以毒鼠。《范子計然》云：礜石出漢中，色白者，善。

《淮南子‧地形訓》云：白天，九百歲，生白礜。高誘云：白礜，礜石也。又《說林訓》云：人，食礜石而死；蠶，食之而肥。高誘云：礜石，出陰山，一曰能殺鼠。

【按】《西山經》云：毒鼠，即治鼠瘻也。

‖ 鉛 丹 ‖

味辛，微寒。主咳逆胃反，驚癇癲疾，除熱下氣，煉化還成九光。久服通神明（《御覽》引作吐下，云久服成仙）。生平澤。

《名醫》曰：一名鉛華。生蜀郡。

【按】《說文》云：鉛，青金也。陶弘景云：即今熬鉛所作黃丹也。

‖ 粉 錫 ‖

味辛，寒。主伏屍毒螫，殺三蟲。一名解錫。錫鏡鼻：主女子血閉，癥瘕，伏腸，絕孕。生山谷（舊作二種，今並）。

《名醫》曰：生桂陽。

【按】《說文》云：錫，銀、鉛之間也。

‖ 代 赭 ‖

味苦，寒。主鬼注、賊風、蠱毒，殺精物惡鬼，腹中毒邪氣，女子赤沃漏下。一名須丸。生山谷。

《名醫》曰：一名血師。生齊國。赤紅青色如雞冠，有澤。染爪甲，不渝者，良。採無時。

【按】《說文》云：赭，赤土也。《北山經》云：少陽之山，其中多美赭。《管子‧地數篇》云：山上有赭者，其下有鐵。《范子計然》云：石赭，出齊郡，赤色者，善；蜀赭，出蜀郡。據《元和郡縣誌》云：少陽山在交城縣，其地近代也。

‖ 戎　鹽 ‖

主明目、目痛，益氣、堅肌骨，去毒蠱。大鹽：令人吐（《御覽》引云：主腸胃結熱。《大觀本》作黑字）。

‖ 鹵　鹽 ‖

味苦，寒。主大熱，消渴狂煩，除邪及下蠱毒，柔肌膚（《御覽》引云：一名寒石，明目益氣）。生池澤（舊作三種，今並）。

《名醫》曰：戎鹽，一名胡鹽。生胡鹽山及西羌、北地、酒泉、福祿城東南角。北海，青；南海，赤。十月採。大鹽，生邯鄲，又河東。鹵鹽，生河東鹽池。

【按】《說文》云：鹽，鹹也。古者宿沙初作煮海鹽。鹵，西方鹹地也。從西省象鹽形，安定有鹵縣。東方謂之斥，西方謂之鹵鹽。河東鹽池，袤

五十一里，廣七里，周百十六里。《北山經》云：
景山南望鹽販之澤。郭璞云：即解縣鹽池也，今在
河東猗氏縣。

【按】在山西安邑運城。

‖ 白 堊 ‖

味苦溫。主女子寒熱癥瘕、目閉、積聚。生山
谷。

《吳普》曰：白堊，一名白蟮（《一切經音
義》）。

《名醫》曰：一名白善，生邯鄲。採無時。

【按】《說文》云：堊，白塗也。《中山經》
云：葱聾之山，是多白堊。

‖ 冬 灰 ‖

味辛，微溫。主黑子，去疣、息肉、疽蝕、疥
瘙。一名藜灰。生川澤。

《名醫》曰：生方谷。

‖ 青 琅 ‖

味辛，平。主身癢火瘡，癰傷疥瘙，死肌。一
名石珠。生平澤。

《名醫》曰：一名青珠，生蜀郡。採無時。

【按】《說文》云：琅似珠者，古文作玕。禹貢云：雍州貢璆琳琅玕。鄭云：琅玕，珠也。

上玉、石，下品九種。舊十二種，粉錫，錫鏡鼻為二，戎鹽、大鹽、鹵鹽為三，三考當各為一。

‖ 附　子 ‖

味辛，溫。主風、寒、咳逆邪氣，溫中，金瘡，破癥堅積聚，血瘕，寒濕，踒（《御覽》作痿）躄拘攣，膝痛不能行步（《御覽》引云：為百藥之長。《大觀本》作黑字）。生山谷。

《吳普》曰：附子，一名莨，神農：辛；岐伯、雷公：甘，有毒；李氏：苦，有毒，大溫。或生廣漢。八月採。皮黑，肥白（《御覽》）。

《名醫》曰：生犍為及廣漢東，冬月採，為附子；春採為烏頭（《御覽》）。

【按】《范子計然》云：附子，出蜀武都中。白色者，善。

‖ 烏　頭 ‖

味辛，溫。主中風、惡風洗洗出汗，除寒濕痹，咳逆上氣，破積聚、寒熱。其汁煎之，名射

罔，殺禽獸。一名奚毒，一名即子，一名烏喙。生山谷。

《吳普》曰：烏頭，一名茛，一名千狄，一名毒公，一名卑負（《御覽》作果負），一名耿子。神農、雷公、桐君、黃帝：甘，有毒。正月始生，葉厚，莖方，中空，葉四四相當，與蒿相似。又云：烏喙，神農、雷公、桐君、黃帝：有毒；李氏：小寒。十月採，形如烏頭，有兩歧相合，如烏之喙，名曰烏喙也。所畏、惡、使，盡與烏頭同。一名萴子，一名茛。神農、岐伯：有大毒；李氏：大寒。八月採，陰乾。是附子角之大者，畏、惡與附子同（《御覽》，《大觀本》節文）。

《名醫》曰：生朗陵。正月、二月採，陰乾。長三寸已上，為天雄。

【按】《說文》云：萴，烏喙也。《爾雅》云：芨，堇草。郭璞云：即烏頭也，江東呼為堇。《范子計然》云：烏頭，出三輔中，白者，善。《國語》云：驪姬置堇於肉。韋昭云：堇，烏頭也。《淮南子‧主術訓》云：莫凶於雞毒。高誘云：雞毒，烏頭也。

【按】雞毒即奚毒，即子，即萴子、側子也。《名醫》別出側子條，非。

‖ 天 雄 ‖

味辛，溫。主大風、寒、濕痹，瀝節痛，拘攣緩急，破積聚，邪氣，金瘡，強筋骨，輕身健行。一名白幕（《御覽》引云：長陰氣，強志，令人武勇，力作不倦。《大觀本》作黑字）。生山谷。

《名醫》曰：生少室。二月採根，陰乾。

【按】《廣雅》云：䕲，奚毒，附子也，一歲為荝子，二歲為烏喙，三歲為附子，四歲為烏頭，五歲為天雄。

《淮南子‧繆稱訓》云：天雄，烏喙，藥之凶毒也。良醫以活人。

‖ 半 夏 ‖

味辛，平。主傷寒寒熱，心下堅，下氣，喉咽腫痛，頭眩胸脹，咳逆腸鳴，止汗。一名地文，一名水玉（以上八字，元本黑字）。生川谷。

《吳普》曰：半夏，一名和姑，生微丘，或生野中。葉三三相偶，二月始生，白華員上（《御覽》）。

《名醫》曰：一名示姑。生槐里，五月、八月採根，曝乾。

【按】《月令》云：二月半夏生。《范子計然》云：半夏，出三輔，色白者，善。《列仙傳》云：赤松子服水玉以教神農。疑即半夏別名。

‖ 虎　掌 ‖

味苦，溫。主心痛寒熱結氣、積聚、伏梁，傷筋、痿、拘緩，利水道。生山谷。

《吳普》曰：虎掌，神農、雷公：苦，無毒；岐伯、桐君：辛，有毒。立秋九月採之（《御覽》引云：或生太山，或冤句）。

《名醫》曰：生漢中及冤句。二月、八月採，陰乾。

【按】《廣雅》云：虎掌，瓜屬也。

‖ 鳶　尾 ‖

味苦，平。主蠱毒邪氣，鬼注，諸毒，破癥瘕積聚，去水，下三蟲。生山谷。

《吳普》曰：鳶尾，治蠱毒（《御覽》）。

《名醫》曰：一名烏園。生九疑山。五月採。

【按】《廣雅》云：鳶尾，烏薘，射干也（疑當作鳶尾，烏園也；烏翣，射干也。是二物）。《唐本》注云：與射干全別。

‖ 大　黃 ‖

味苦，寒。主下瘀血、血閉、寒熱，破癥瘕積聚，留飲宿食，蕩滌腸胃，推陳致新，通利水穀（《御覽》，*此下有道字*），調中化食，安和五臟。生山谷。

《吳普》曰：大黃，一名黃良，一名火參，一名膚如。神農、雷公：苦，有毒；扁鵲：苦，無毒；李氏：小寒，為中將軍。或生蜀郡北部，或隴西。二月花生，生黃赤葉，四四相當，黃莖高三尺許，三月華黃，五月實黑。三月採根，根有黃汁，切，陰乾（《御覽》）。

《名醫》曰：一名黃良，生河西及隴西。二月、八月採根，火乾。

【按】《廣雅》云：黃良，大黃也。

‖ 葶　藶 ‖（*舊作亭藶，《御覽》作亭歷*）

味辛，寒。主癥瘕、積聚結氣，飲食寒熱，破堅。一名大室，一名大適。生平澤及田野。

《名醫》曰：一名下歷，一名蕇蒿。生藁城。立夏後，採實，陰乾。得酒，良。

【按】《說文》云：蕇，亭歷也。《廣雅》

云：狗薺，大室，亭藶也。《爾雅》云：蕈，亭
歷。郭璞云：實、葉皆似芥，《淮南子・繆稱
訓》云：亭歷愈張。《西京雜記》云：亭歷，死於
盛夏。

‖ 桔　梗 ‖

味辛，微溫。主胸脅痛如刀刺，腹滿，腸鳴幽
幽，驚恐悸氣（《御覽》引云：一名利如。《大觀
本》作黑字）。生山谷。

《吳普》曰：桔梗，一名符扈，一名白藥，一
名利如，一名梗草，一名盧如。神農、醫和：苦，
無毒；扁鵲、黃帝：鹹；岐伯、雷公：甘，無毒；
李氏：大寒。葉如薺苨，莖如筆管，紫赤。二月生
（《御覽》）。

《名醫》曰：一名利如，一名房圖，一名白
藥，一名梗草，一名薺苨。生嵩高及冤句。二八月
採根，曝乾。

【按】《說文》云：桔，桔梗，藥名。《廣
雅》云：犁如，桔梗也。《戰國策》云：今求柴
胡及之睪黍梁父之陰，則郄車而載耳、桔梗於沮
澤，則累世不得一焉。《爾雅》云：苨，菧苨。郭
璞云：薺苨。據《名醫》云是此別名，下又出薺苨

條，非。然陶弘景亦別為二矣。

‖ 莨蕩子 ‖

味苦，寒。主齒痛出蟲，肉痹拘急，使人健行，見鬼。多食，令人狂走。久服輕身、走及奔馬、強志、益力、通神。一名橫唐。生川谷。

《名醫》曰：一名行唐。生海濱及雍州。五月採子。

【按】《廣雅》云：慈萍，蕳蒛也。陶弘景云：今方家多作狼蘼，舊作菪。

【按】《說文》無菪、蘼字。《史記‧淳於意傳》云：菑川王美人懷子而不乳，引以莨蕩藥一撮。《本草圖經》引作浪蕩，是。

‖ 草　蒿 ‖

味苦，寒。主疥瘙、痂癢、惡瘡，殺蟲，留熱在骨節間，明目。一名青蒿，一名方潰。生川澤。

《名醫》曰：生華陰。

【按】《說文》云：蒿，菣（くーㄣˋ）也；菣，香蒿也，或作莖。《爾雅》云：蒿菣。郭璞云：今人呼青蒿香中炙啖者為菣。《史記‧司馬相如傳》：菴　蕳。注《漢書音義》曰：菴蕳，蒿

也。陶弘景云：即今青蒿。

‖ 旋覆花 ‖

味鹹，溫。主結氣、脅下滿、驚悸，除水，去五臟間寒熱，補中下氣。一名金沸草，一名盛椹。生川谷。

《名醫》曰：一名戴椹。生平澤。五月採花，日乾，二十日成。

【按】《說文》云：覆，盜庚也。《爾雅》云：覆盜庚。郭璞云：旋覆，似菊。

‖ 藜　蘆 ‖（《御覽》作梨蘆）

味辛，寒。主蠱毒，咳逆，泄痢，腸澼，頭瘍，疥瘙，惡瘡，殺諸蠱毒，去死肌。一名蔥苒。生山谷。

《吳普》曰：藜蘆，一名蔥葵，一名豐蘆，一名蕙葵（《御覽》引云：一名山蔥，一名公苒）。神農、雷公：辛，有毒（《御覽》引云：黃帝：有毒）；岐伯：鹹，有毒；李氏：大寒，大毒；扁鵲：苦，有毒，大寒。葉、根小相連（《御覽》引云：二月採根）。

《名醫》曰：一名蔥葵，一名山蔥。生太山。

三月採根，陰乾。

【按】《廣雅》云：藜蘆，蔥苒也。《范子計然》云：藜蘆，出河東，黃白者，善。《爾雅》云：茖，山蔥，疑非此。

‖ 鈎　吻 ‖（《御覽》作肠）

味辛，溫。主金瘡乳痓，中惡風，咳逆上氣，水腫，殺鬼注（舊作疰，《御覽》作注，是）蠱毒。一名野葛。生山谷。

《吳普》曰：秦，鈎肠，一名毒根，一名野葛。神農：辛；雷公：有毒，殺人。生南越山，或益州，葉如葛，赤莖大如箭、方，根黃。或生會稽東冶。正月採（《御覽》）。

《名醫》曰：生傅高山及會稽東野。

【按】《廣雅》云：莨，鈎吻也。《淮南子·說林訓》云：蝮蛇螫人，傅以和堇則癒。高誘云：和堇，野葛，毒藥。

《博物誌》云：鈎吻毒，桂心、蔥葉，沸，解之。

陶弘景云：或云鈎吻是毛莨。

沈括《補筆談》云：閩中人呼為吻莽，亦謂之野葛；嶺南人謂之胡蔓，俗謂之斷腸草。此草，人

間至毒之物，不入藥用。恐本草所出別是一物，非此鈎吻也。

‖ 射　干 ‖

味苦，平。主欬逆上氣，喉痹咽痛不得消息，散急氣，腹中邪逆，食飲大熱。　名烏扇，一名烏蒲。生川谷。

《吳普》曰：射干，一名黃遠也（《御覽》）。

《名醫》曰：一名烏翣，一名烏吹，一名草薑。生南陽田野。三月三日採根，陰乾。

【按】《廣雅》云：鳶尾，烏萐，射干也。《荀子・勸學篇》云：西方有木焉，名曰射干，莖長四寸。

‖ 蛇　合 ‖（原注云，合是含字）

味苦，微寒。主驚癇寒熱邪氣，除熱，金瘡，疽痔，鼠瘻，惡瘡，頭瘍。一名蛇銜。生山谷。

《名醫》曰：生益州。八月採，陰乾。

【按】《本草圖經》云：或云是雀瓢，即是蘿摩之別名。據陸璣云：芄蘭，一名蘿摩，幽州謂之雀瓢，則即《爾雅》雚，芄蘭也。《唐本草》別出蘿摩條，非。又，見女青。

‖ 恒　山 ‖（舊作常山，《御覽》作恒山，是）

味苦，寒。主傷寒寒熱，熱發溫瘧，鬼毒，胸中痰結吐逆。一名互草。生川谷。

《吳普》曰：恒山，一名漆葉。神農、岐伯：苦；李氏：大寒；桐君：辛，有毒。二月、八月採。

《名醫》曰：生蓋州及漢中。八月採根，陰乾。

【按】《後漢書・華佗傳》云：佗授以漆葉青黏散，漆葉屑一斗，青黏十四兩，以是為率，言久服去三蟲，利五臟，輕體，使人髮不白。

‖ 蜀　漆 ‖

味辛，平。主瘧及咳逆寒熱，腹中癥堅、痞結、積邪氣、蠱毒、鬼注（舊作疰，《御覽》作蛀）。生川谷。

《吳普》曰：蜀漆葉，一名恒山。神農、岐伯、雷公：辛，有毒；黃帝：辛；一經酸。如漆葉藍青相似，五月採（《御覽》）。

《名醫》曰：生江陵山及蜀漢中。常山苗也。五月採葉，陰乾。

‖ 甘　遂 ‖

味苦，寒。主大腹疝瘕，腹滿，面目浮腫，留飲宿食，破癥堅積聚，利水穀道。一名主田。生川谷。

《吳普》曰：甘遂一名主田，一名白澤，一名重澤，一名鬼丑，一名陵藁，一名甘槁，一名甘澤，神農、桐君：苦，有毒；岐伯、雷公：有毒。須二月、八月採（《御覽》）。

《名醫》曰：一名甘藁，一名陵藁，一名陵澤，一名重澤，生中山，二月採根，陰乾。

【按】《廣雅》云：陵澤，甘遂也。《范子計然》云：甘遂，出三輔。

‖ 白　斂 ‖

味苦，平。主癰腫疽瘡，散結氣，止痛除熱，目中赤，小兒驚癇，溫瘧，女子陰中腫痛。一名兔核，一名白草，生山谷。

《名醫》曰：一名白根，一名崑崙。生衡山，二月、八月採根，曝乾。

【按】《說文》云：薇，白薇也，或作蔽。《毛詩》云：蔽蔓於野。陸璣疏云：蔽似栝樓，葉盛而細，其子正黑，如燕薁，不可食也。幽人謂之烏服，其莖、葉鬻以哺牛，除熱。《爾雅》云：萊，菟荄。郭璞云：未詳。據《玉篇》云：萊，白蔽也。經云：一名菟核。核與荄聲相近，即此矣。

‖ 青葙子 ‖

味苦，微寒。主邪氣，皮膚中熱，風瘙身癢，殺三蟲。子：名草決明，療脣口青。一名青蒿，一名萋蒿。生平谷。

《名醫》曰：生道旁，三月三日採莖、葉，陰乾；五月六日採子。

【按】《魏略》云：初平中有青牛先生，常服青葙子。葙，當作箱字。

‖ 雚菌 ‖

味鹹平。主心痛，溫中，去長患、白癬、蟯蟲、蛇螫毒，癥瘕諸蟲。一名雚蘆。生池澤。

《名醫》曰：生東海及渤海、章武。八月採，陰乾。

【按】《爾雅》云：滇灌，茵芝。

《文選》注，引作菌。

《聲類》云：滇灌，茵芝也，疑即此灌菌，或一名滇，一名芝，未敢定之。

‖ 白　及 ‖（《御覽》作芨）

味苦，平。主癰腫惡瘡敗疽，傷陰，死肌，胃中邪氣，賊風鬼擊，痱緩不收。一名甘根，一名連及草。生川谷。

《吳普》曰：神農：苦；黃帝：辛；李氏：大寒；雷公：辛，無毒。莖葉似生薑、藜蘆。十月華，直上，紫赤，根白連。二月、八月、九月採。

《名醫》曰：生北山及冤句及越山。

【按】《隋羊公服黃精法》云：黃精，一名白及，亦為黃精別名。今《名醫》別出黃精條。

‖ 大　戟 ‖

味苦，寒。主蠱毒、十二水，腫滿急痛，積聚，中風，皮膚疼痛，吐逆。一名邛鉅（案：此無生川澤三字者，古或與澤漆為一條）。

《名醫》曰：生常山。十二月採根，陰乾。

【按】《爾雅》云：蕎，邛鉅。郭璞云：今藥草大戟也。《淮南子·繆爾訓》云：大戟去水。

‖ 澤　漆 ‖

味苦，微寒。主皮膚熱，大腹水氣，四肢面目浮腫，丈夫陰氣不足。生川澤。

《名醫》曰：一名漆莖，大戟苗也。生太山。三月三日、七月七日採莖、葉，陰乾。

【按】《廣雅》云：黍莖，澤漆也。

‖ 茵　芋 ‖

味苦，溫。主五臟邪氣，心腹寒熱，羸瘦如瘧狀，發作有時，諸關節風濕痹痛。生川谷。

《吳普》曰：茵芋，一名卑共。微溫，有毒。狀如莽草而細軟（《御覽》）。

《名醫》曰：一名莞草，一名卑共。生太山。三月三日採葉，陰乾。

‖ 貫　眾 ‖

味苦，微寒。主腹中邪，熱氣，諸毒，殺三蟲。一名貫節，一名貫渠，一名百頭（《御覽》作白），一名虎卷，一名扁符。生山谷。

《吳普》曰：貫眾，一名貫來，一名貫中，一名渠母，一名貫鐘，一名伯芹，一名藥藻，一名扁

符，一名黃鐘。

神農、岐伯：苦，有毒；桐君、扁鵲：苦；一經：甘，有毒；黃帝：鹹，酸；一經：苦，無毒。葉黃，兩兩相對。莖，黑毛聚生。冬夏不老。四月花，八月實，黑聚相連，卷旁行生。三月、八月採根，五月採藥（《御覽》）。

《名醫》曰：一名伯萍，一名藥藻。此謂草鴟頭。生元山及冤句、少室山。二月、八月採根，陰乾。

【按】《說文》云：苹草也。《廣雅》云：貫節、貫眾也。《爾雅》云：濼貫眾。郭璞云：葉，圓銳；莖，毛黑。布地，冬夏不死。一名貫渠。又上云：扁符，止。郭璞云：未詳。據經云：一名篇符，即此也。《爾雅》當云：篇符，止；濼，貫眾。

‖ 莞 花 ‖

味苦，平，寒。主傷寒溫瘧，下十二水，破積聚、大堅、癥瘕，蕩滌腸胃中留癖飲食、寒熱邪氣，利水道。生川谷。

《名醫》曰：生咸陽及河南中牟。六月採花，陰乾。

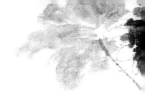

‖ 牙 子 ‖

味苦，寒。主邪氣、熱氣，疥搔、惡瘍，瘡痔，去白蟲。一名狼牙。生川谷。

《吳普》曰：狼牙，一名支蘭，一名狼齒，一名犬牙，一名抱子。神農、黃帝：苦，有毒；桐君：或鹹；岐伯、雷公、扁鵲：苦，無毒。生冤句。葉青，根黃赤。六月、七月華，八月實黑。正月、八月採根（《御覽》）。

《名醫》曰：一名狼齒，一名狼子，一名犬牙。生淮南及冤句。八月採根，曝乾。

【按】《范子計然》云：狼牙，出三輔。色白者，善。

‖ 羊躑躅 ‖

味辛，溫。主賊風在皮膚中淫淫痛，溫瘧，惡毒，諸痹。生川谷。

《吳普》曰：羊躑躅花，神農、雷公：辛，有毒。生淮南。治賊風、惡毒，諸邪氣（《御覽》）。

《名醫》曰：一名玉支。生太行山及淮南山。三月採花，陰乾。

【按】《廣雅》云：羊躑躅，英光也。《古今注》云：羊躑躅花，黃羊食之則死，羊見之則躑躅分散，故名羊躑躅。陶弘景云：花苗似鹿蔥。

‖ 商　陸 ‖

味辛，平。主水脹、疝瘕痹，熨除癰腫，殺鬼精物。一名蕩根，一名夜呼。生川谷。

《名醫》曰：如人行者，有神。生咸陽。

【按】《說文》：蕩草，枝枝相值，葉葉相當。《廣雅》云：常蓼，馬尾，商陸也。《爾雅》云：蓫薚，馬尾。郭璞云：今關西亦呼為蕩，江東為當陸。《周易》夬云：莧陸夬夬。鄭元云：莧陸，商陸也。蓋薚，即蕩俗字，商即蕩假音。

‖ 羊　蹄 ‖

味苦，寒。主頭禿疥瘙，除熱，女子陰蝕（《御覽》此四字作無字）。一名東方宿，一名連蟲陸，一名鬼目。生川澤。

《名醫》曰：名蓄。生陳留。

【按】《說文》云：萲草也，讀若厘。蘁，厘草也。芨，萲草也。《廣雅》云：萲，羊蹄也。《毛詩》云：言採其蓫。陸德明云：本又作蓄。陸

機云：今人謂之羊蹄。陶弘景云：今人呼禿菜，即是蓄音之譌。《詩》云：言採其蓄。

【按】陸英，疑即此草之花，此草一名連蟲陸。又陸英，即蒴藋，一名菫也。亦苦、寒。

‖ 萹 蓄 ‖

味辛，平。主浸淫，疥搔疽痔，殺三蟲（《御覽》引云：一名萹竹，《大觀本》無文）。生山谷。

《吳普》曰：萹蓄，一名蓄辯，一名萹蔓（《御覽》）。

《名醫》曰：生東萊。五月採，陰乾。

【按】《說文》云：萹，萹筑也，筑，萹筑也，藩水萹。藩，讀若督。《爾雅》云：竹，萹蓄。郭璞云：似小藜，赤莖節。好生道旁。可食，又殺蟲。《毛詩》云：綠竹猗猗。《傳》云：竹，萹竹也。《韓詩》云：藩，萹筑也。《石經》同。

‖ 狼 毒 ‖

味辛，平。主咳逆上氣，破積聚、飲食，寒熱，水氣，惡瘡，鼠瘻，疽蝕，鬼精，蠱毒，殺飛鳥走獸。一名續毒。生山谷。

《名醫》曰：生秦亭及奉高，二月、八月採

根，陰乾。

【按】《廣雅》云：狼毒也，疑上脫續毒二字。《中山經》云：大騩之山有草焉，其狀如蓍而毛，青華而白實，其名曰猿，服之不夭，可以為腹病。

‖ 白頭翁 ‖

味苦，溫。主溫瘧、狂易、寒熱、癥瘕積聚、癭氣，逐血止痛，療金瘡。一名野長人，一名胡王使者。生山谷。

《吳普》曰：白頭翁，一名野丈人，一名奈河草。神農、扁鵲：苦，無毒。生高山川谷，破氣狂寒熱，止痛（《御覽》）。

《名醫》曰：一名奈河草。生高山及田野。四月採。

【按】陶弘景云：近根處有白茸，狀似人白頭，故以為名。

‖ 鬼 臼 ‖

味辛，溫。主殺蠱毒鬼注、精物，辟惡氣不祥，逐邪，解百毒。一名爵犀，一名馬目毒公，一名九臼。生山谷。

《吳普》曰：一名九臼，一名天臼，一名雀
犀，一名馬目公，一名解毒。生九真山谷及冤句，
二月、八月採根（《御覽》）。

《名醫》曰：一名天臼，一名解毒，生九真及
冤句，二月、八月採根。

‖ 羊 桃 ‖

味苦，寒。主燥熱，身暴赤色，風水積聚，惡
瘍，除小兒熱。一名鬼桃，一名羊腸。生川谷。

《名醫》曰：一名萇楚，一名御弋，一名銚
弋。生山林及田野。二月採，陰乾。

【按】《說文》云：萇，萇楚銚弋，一名羊
桃。《廣雅》云：鬼桃銚弋羊桃也。

《中山經》云：豐山多羊桃，狀如桃而方，莖
可以為皮張。《爾雅》云：長楚姚芅。郭璞云：今
羊桃也，或曰鬼桃。葉似桃；華白；子如小麥，亦
似桃。《毛詩》云：隰有萇楚。

《傳》云：萇楚，銚弋也。

陸璣云：今羊桃是也，葉長而狹，華紫赤色，
其枝、莖弱，過一尺，引蔓於草上。今人以為汲
灌，重而善沒，不如楊柳也。近下根，刀切其皮，
著熱灰中，脫之，可韜筆管。

‖ 女 青 ‖

味辛，平。主蠱毒，逐邪惡氣，殺鬼溫瘧，辟不祥。一名雀瓢（《御覽》作閟）。

《吳普》曰：女青，一名霍由祗。神農、黃帝：辛（《御覽》）。

《名醫》曰：蛇銜根也。生朱崖。八月採，陰乾。

【按】《廣雅》云：女青，烏葛也。《爾雅》云：藋芄蘭。郭璞云：藋芄蔓生。斷之，有白汁，可啖。《毛詩》云：芄蘭之支。

《傳》云：芄蘭草也。

陸璣云：一名蘿摩。幽州人謂之雀瓢。

《別錄》云：雀瓢白汁，注蟲蛇毒，即女青苗汁也，《唐本草》別出蘿摩條，非。

‖ 連 翹 ‖

味苦，平。主寒熱鼠瘻，瘰癧癰腫，惡瘡癭瘤，結熱蠱毒。一名異翹，一名蘭華，一名軹，一名三廉。生山谷。

《名醫》曰：一名折根。生太山。八月採，陰乾。

【按】《爾雅》云：連，異翹。郭璞云：一名連苕，又名連本草。

‖ 蘭 茹 ‖（《御覽》作閭，是）

味辛，寒。主蝕惡肉、敗瘡、死肌，殺疥蟲，排膿惡血，除大風熱氣，善忘不樂。生川谷。

《吳普》曰：閭茹，一名離婁，一名屈居。神農：辛；岐伯：酸、鹹，有毒；李氏：大寒。二月採。葉圓黃，高四五尺。葉四四相當。四月華黃，五月實黑，根黃，有汁，亦同黃。三月、五月採根，黑頭者，良（《御覽》）。

《名醫》曰：一名屈據，一名離婁，生代郡，五月採，陰乾。

【按】《廣雅》云：屈居，蘆茹也。《范子計然》云：閭茹，出武都。黃色者，善。

‖ 烏 韭 ‖

味甘，寒。主皮膚往來寒熱，利小腸膀胱氣。生山谷石上。

【按】《廣雅》云：昔邪，烏韭也，在屋曰昔邪，在牆曰垣衣。

《西山經》云：萆荔，狀如烏韭。

《唐本》注云：即石衣也，亦名石苔，又名石髮。

【按】《廣雅》又云：石髮，石衣也，未知是一否。

‖ 鹿　藿 ‖

味苦，平。主蠱毒，女子腰腹痛，不樂，腸癰，瘰癧（《御覽》作歷），瘍氣。生山谷。

《名醫》曰：生汝山。

【按】《說文》云：蔨，鹿藿也，讀若剽。《廣雅》云：蔨，鹿藿也。《爾雅》云：蔨。鹿藿，其實，莥。郭璞云：今鹿豆也。葉似大豆，根黃而香，蔓延生。

‖ 蚤　休 ‖

味苦，微寒。主驚癇、搖頭弄舌，熱氣在腹中，癲疾癰瘡，陰蝕，下三蟲，去蛇毒。一名蚩休。生川谷。

《名醫》曰：生山陽及冤句。

【按】鄭樵云：蚤休，曰蚩休，曰重樓金綿，曰重台，曰草，甘遂，今人謂之紫河車。服食家所用，而莖葉亦可愛。多植庭院間。

‖ 石長生 ‖

味鹹，微寒。主寒熱、惡瘡、大熱，辟鬼氣不祥（《御覽》作辟惡氣、不祥、鬼毒）。一名丹草（《御覽》引云丹沙草）。生山谷。

《吳普》曰：石長生，神農：苦；雷公：辛；一經：甘。生咸陽（《御覽》）。

《名醫》曰：生咸陽。

‖ 陸　英 ‖

味苦，寒。主骨間諸痺，四肢拘攣，疼酸，膝寒痛，陰痿，短氣不足，腳腫。生川谷。

《名醫》曰：生熊耳及冤句，立秋採。又曰：蒴藋，味酸溫有毒，一名菫（今本誤作堇），一名芨，生四野，春夏採葉，秋冬採莖根。

【按】《說文》云：菫草也，讀若厘。芨，菫草也，讀若急。藋，厘草也。

《廣雅》云：鈒盆，陸英苺也。

《爾雅》云：芨，菫草。《唐本》注陸英云：此物，蒴藋是也。後人不識，浪出蒴藋條。今注云：陸英，味苦，寒，無毒；蒴藋，味酸、溫，有毒，既此不同，難謂一種，蓋其類爾。

‖ 藎 草 ‖

味苦，平。主久咳上氣，喘逆，久寒，驚悸，痂疥，白禿，瘍氣，殺皮膚小蟲。生川谷。

《吳普》曰：王芻，一名黃草。神農、雷公曰：生太山山谷。治身熱邪氣，小兒身熱氣（《御覽》）。

《名醫》曰：可以染黃，作金色，生青衣。九月、十月採。

【按】《說文》云：藎草也。菉，王芻也。《爾雅》云：菉，王芻。郭璞云：菉，蓐也，今呼鴟腳莎。《毛詩》云：綠竹猗猗。

《傳》云：菉，王芻也。

《唐本》注云：藎草，俗名菉蓐草。

《爾雅》所謂王芻。

‖ 牛 扁 ‖

味苦，微寒。主身皮瘡熱氣，可作浴湯，殺牛虱小蟲，又療牛病。生川谷。

《名醫》曰：生桂陽。

【按】陶弘景云：太常貯，名扁特，或名扁毒。

‖ 夏枯草 ‖

味苦，辛。主寒熱、瘰癧、鼠瘻、頭瘡，破
癥，散癭結氣，腳腫濕痹。輕身，一名夕句，一名
乃東。生川谷。

《名醫》曰：一名燕面，生蜀郡。四月採。

‖ 芫　華 ‖

味辛，溫。主咳逆上氣，喉鳴，喘，咽腫氣
短，蠱毒，鬼瘧，疝瘕，癰腫，殺蟲魚。一名去
水。生川谷（舊在木部，非）。

《吳普》曰：芫華，一名去水，一名敗華，一
名兒草根，一名黃大戟。神農、黃帝：有毒；扁
鵲、岐伯：苦；李氏：大寒。二月生，葉青，加厚
則黑。華有紫、赤、白者。三月實落盡，葉乃生。
三月、五月採華。芫花根，一名赤芫根。神農、雷
公：苦，有毒。生邯鄲，九月、八月採，陰乾。久
服令人泄。可用毒魚（《御覽》亦見《圖經》節
文）。

《名醫》曰：一名毒魚，一名杜芫。其根，名
蜀桑，可用毒魚。生淮源。三月三日採花，陰乾。

【按】《說文》云：芫，魚毒也。《爾雅》

云：杬，魚毒。郭璞云：杬，大木，子似栗，生南方，皮厚，汁赤，中藏卵果。《范子計然》云：芫華，出三輔。《史記‧倉公傳》：臨菑女子病蟯瘕，飲以芫花一撮，出蟯可數升，病已。顏師古注《急救篇》云：郭景純說，誤耳。其生南方，用藏卵果，自別一杬木，乃左思所云：綿杬，杶櫨者耳，非毒魚之木杬。

上草，下品四十九種，舊四十八種，考木部芫華宜入此。

‖ 巴　豆 ‖

味辛，溫，主傷寒、溫瘧寒熱，破癥瘕、結堅積聚，留飲、痰癖。大腹水脹，蕩練五臟六腑，開通閉塞，利水穀道，去惡肉，除鬼毒蠱注邪物（《御覽》作鬼毒邪注），殺蟲魚，一名巴叔（舊作椒，《御覽》作菽）。生川谷。

《吳普》曰：巴豆，一名巴菽。神農、岐伯、桐君：辛，有毒；黃帝：甘，有毒；李氏：主溫熱寒。葉如大豆。八月採（《御覽》）。

《名醫》曰：生巴郡。八月採，陰乾。用之，去心皮。

【按】《廣雅》云：巴菽，巴豆也。《列仙

傳》云：元俗餌巴豆。《淮南子・說林訓》云：
魚食巴菽而死，人食之而肥。

‖ 蜀　菽 ‖

味辛，溫，主邪氣、咳逆，溫中，逐骨節皮膚
死肌，寒濕痹痛，下氣。久服之，頭不白、輕身、
增年。生川谷。

《名醫》曰：一名巴椒，一名蓎藘。生武都及
巴郡。八月採實，陰乾。

【按】《范子計然》云：蜀椒，出武都。赤色
者，善。陸璣云：蜀人作荼，又見秦椒，即《爾
雅》莍。陶弘景云：俗呼為樛。

‖ 皂　莢 ‖

味辛，鹹溫。主風痹、死肌、邪氣，風頭、淚
出，利九竅，殺精物。生川谷。

《名醫》曰：生雍州及魯鄒縣。如豬牙者良。
九月、十月採，陰乾。

【按】《說文》云：莢，草實。《范子計然》
云：皂莢出三輔，上價一枚一錢。《廣志》曰：雞
棲子，皂莢也（《御覽》）。

皂，即草省文。

‖ 柳　華 ‖

味苦，寒。主風水黃疸，面熱、黑。一名柳絮。葉：主馬疥痂瘡；實：主潰癰，逐膿血；子汁：療渴。生川澤。

《名醫》曰：生琅琊。

【按】《說文》云：柳，小楊也；檉，河柳也，楊木也。《爾雅》：檉，河柳。郭璞云：今河旁赤莖小楊，又旄澤柳。郭璞云：生澤中者，又楊，蒲柳。郭璞云：可以為箭，《左傳》所謂董澤之蒲。《毛詩》云：無折我樹杞。《傳》云：杞木名也。陸璣云：杞，柳屬也。

‖ 楝　實 ‖

味苦，寒。主溫疾傷寒，大熱煩狂，殺三蟲、疥瘍，利小便水道。生山谷。

《名醫》曰：生荊山。

【按】《說文》云：楝，木也。《中山經》云：其實如楝。郭璞云：楝，木名，子如指頭，白而黏，可以浣衣也。《淮南子・時則訓》云：七月，其樹楝。高誘云：楝實，鳳凰所食，今雒城旁有楝樹。實，秋熟。

‖ 鬱李仁 ‖

味酸，平。主大腹水腫，面目四肢浮腫，利小便水道。根：主齒齼腫，齼齒，堅齒。一名爵李。生川谷。

《吳普》曰：鬱李，一名雀李，一名車下李，一名棣（《御覽》）。

《名醫》曰：一名車下李，一名棣。生高山及丘陵上。五月、六月採根。

【按】《說文》云：棣，白棣也。《廣雅》云：山李，雀其鬱也。

《爾雅》云：常棣，棣。郭璞云：今關西有棣樹，子如櫻桃可食。《毛詩》云：六月食鬱。《傳》云：鬱，棣屬。

劉稹《毛詩·義問》云：其樹高五六尺，其實大如李，正赤，食之甜。又《詩》云：常棣之華。《傳》云：常棣，棣也。

陸璣云：奧李，一名雀李，一曰車下李，所在山中皆有。其花，或白或赤，六月中成實大如李子，可食。

沈括《補筆談》云：晉宮閣銘曰：華林園中，有車下李三百一十四株，奧李一株。

‖ 莽 草 ‖

味辛，溫。主風頭癰腫、乳癰、疝瘕，除結氣、疥瘙（《御覽》有疽瘡二字）蟲疽，殺蟲魚。生山谷。

《吳普》曰：莽草，一名春草。神農：辛；雷公、桐君：苦，有毒。生上谷山谷中或宛句，五月採，治風（《御覽》）。

《名醫》曰：一名葞，一名春草。生上谷及宛句。五月採葉，陰乾。

【按】《中山經》云：朝歌之山有草焉，名曰莽草，可以毒魚。又葌山有木焉，其狀如棠而赤，葉可以毒魚。《爾雅》云：葞，春草。郭璞云：一名芒草。《本草》云：《周禮》云，翦氏掌除蠹物，以莽草薰之。《范子計然》云：莽草，出三輔者，善。陶弘景云：字亦作䓄。

‖ 雷 丸 ‖（《御覽》作雷公丸）

味苦，寒。主殺三蟲，逐毒氣、胃中熱，利丈夫，不利女子。作摩膏，除小兒百病（《御覽》引云：一名雷矢。《大觀本》作黑字）。生山谷。

《吳普》曰：雷丸，神農：苦；黃帝、岐伯、

桐君：甘，有毒；扁鵲：甘，無毒；李氏：大寒
（《御覽》引云：一名雷實，或生漢中，八月
採）。

《名醫》曰：一名雷矢，一名雷實。生石城及
漢中土中。八月採根，曝乾。

【按】《范子計然》云：雷矢，出漢中。色白
者，善。

‖ 桐　葉 ‖

味苦，寒。主惡蝕、瘡著陰皮，主五痔，殺三
蟲。華：傅豬瘡，飼豬，肥大三倍。生山谷。

《名醫》曰：生桐柏山。

【按】《說文》云：桐，榮也，梧，梧桐木，
一名櫬。《爾雅》云：櫬梧。郭璞云：今梧桐，又
榮桐木。郭璞云：即梧桐。《毛詩》云：梧桐生
矣。《傳》云：梧桐柔木也。

‖ 梓白皮 ‖

味苦，寒。主熱，去三蟲。葉：搗敷豬瘡，飼
豬肥大三倍，生山谷。

《名醫》曰：生河內。

【按】《說文》云：梓，楸也，或作榟，椅梓

也。楸，梓也；檟，楸也。《爾雅》云：槐，小葉曰榎。郭璞云：槐，當為楸，楸，當細葉者，為榎；又大而皵，楸。郭璞云：老乃皮粗，皵者，為楸。又椅梓，郭璞云：即楸。《毛詩》云：椅，桐梓漆。《傳》云：椅，梓屬。陸璣云：梓者，楸之疏理白色而生子者，曰梓、梓實；桐皮，曰椅。

‖ 石　南 ‖

味辛，苦。主養腎氣、內傷、陰衰，利筋骨皮毛。實：殺蠱毒，破積聚，逐風痹。一名鬼目。生山谷。

《名醫》曰：生華陰。二月、四月採實，陰乾。

‖ 黃　環 ‖

味苦，平。主蠱毒、鬼注、鬼魅，邪氣在臟中，除咳逆寒熱。一名陵泉，一名大就。生山谷。

《吳普》曰：蜀，黃環，一名生芻，一名根韭。神農、黃帝、岐伯、桐君、扁鵲：辛；一經：味苦，有毒。二月生。初出正赤，高二尺；葉黃，圓端，大莖，葉有汗，黃白。五月實圓，三月採根。根黃，從理如車輻解。治蠱毒（《御覽》）。

《名醫》曰：生蜀郡。三月採根，陰乾。

【按】《蜀都賦》有黃環。劉逵云：黃環，出蜀郡。沈括《補筆談》云：黃環，即今朱藤也。天下皆有，葉如槐，其花穗懸紫色如葛，花可作菜食，火不熟，亦有小毒。京師人家園圃中，作大架種之，謂之紫藤花者，是也。

‖ 溲 疏 ‖

味辛，寒。主身皮膚中熱，除邪氣，止遺溺，可作浴湯。生山谷及田野，故丘虛地。

《名醫》曰：一名巨骨。生熊耳山。四月採。

【按】李當之云：溲疏，一名楊櫨，一名牡荊，一名空疏。皮白，中空，時時有節。子，似枸杞。子冬日熟，色赤，味甘，苦。

‖ 鼠 李 ‖

主寒熱瘰癧瘡。生田野。

《吳普》曰：鼠李，一名牛李（《御覽》）。

《名醫》曰：一名牛李，一名鼠梓，一名啤。採無時。

【按】《說文》云：楰，鼠梓木。《爾雅》云：楰，鼠梓。郭璞云：楸屬也，今江東有虎梓。《毛詩》云：北山有楰。《傳》云：楰，鼠梓。據

《名醫》名鼠梓，未知是此否；《唐本》注云：一名趙李，一名皂李，一名烏槎。

‖ 藥實根 ‖

味辛，溫。主邪氣，諸痹疼酸，續絕傷，補骨髓。一名連木。生山谷。

《名醫》曰：生蜀郡。採無時。

【按】《廣雅》云：貝父，藥實也。

‖ 欒 華 ‖

味苦，寒。主目痛、淚出、傷眥，消目腫。生川谷。

《名醫》曰：生漢中，五月採。

【按】《說文》云：欒木似欄。《山海經》云：雲雨之山，有木名欒，黃木赤枝青葉，群帝焉取藥。《白虎通》云：諸侯墓樹，柏；大夫欒，士槐。沈括《補筆談》云：欒有一種，樹生，其實可作數珠者，謂之木欒，即《本草》欒花是也。

‖ 蔓 椒 ‖

味苦，溫。主風、寒、濕痹、曆節疼，除四肢厥氣、膝痛。一名豕椒。生川谷及丘塚間。

《名醫》曰：一名豬椒，一名彘椒，一名狗椒。生雲中。採莖根煮，釀酒。

【按】陶弘景云：俗呼為樛，以椒薰小，不香爾。一名稀椒。可以蒸病出汗也。

上木，下品一十七種。舊十八種，今移芫華入草。

‖ 豚 卵 ‖

味苦，溫。主驚癇癲疾，鬼注蠱毒，除寒熱賁豚五癃，邪氣，攣縮。一名豚顛。懸蹄：主五痔、伏熱在腸、腸癰、內蝕。

【按】《說文》云：豚，小豕也。從彖省，象形，從又持肉以給祭祀，篆文作豚。

《方言》云：豬，其子或謂之豚，或謂之貕，吳揚之間，謂之豬子。

‖ 麋 脂 ‖

味辛，溫。主癰腫、惡瘡、死肌，寒、風、濕痹，四肢拘緩不收，風頭，腫氣，通腠理。一名宮脂。生山谷。

《名醫》曰：生南山及淮南邊。十月取。

【按】《說文》云：麋，鹿屬，冬至解其角。

《漢書》云：劉向以為：麋之為言，迷也。蓋牝獸之淫者也。

‖ 鼺 鼠 ‖

主墮胎，令人產易。生平谷。

《名醫》曰：生山都。

【按】《說文》云：鼺，鼠形，飛走且乳之鳥也。籀文作鸓。《廣雅》云：鸙鴼，飛鸓也。陶弘景云：是䶹鼠，一名飛生見。《爾雅》云：䶹鼠，夷由也。舊作鼺，非。

‖ 六畜毛蹄甲 ‖

味鹹，平。主鬼注、蠱毒，寒熱，驚癇，癲痓，狂走。駱駝毛，尤良。

【按】陶弘景云：六畜，謂馬、牛、羊、豬、狗、雞也；蹄，即蹢省文。

上獸，下品四種。舊同。

‖ 蝦 蟆 ‖

味辛，寒。主邪氣，破癥堅血，癰腫，陰瘡。服之不患熱病。生池澤。

《名醫》曰：一名蟾蜍，一名䗇，一名去甫，

一名苦蠪。生江湖。五月五日取，陰乾。東行者，良。

【按】《說文》云：蝦，蝦蟆也；蟆，蝦蟆也；螫，蝦蟆也；鼀，圥鼀，詹諸也。其鳴詹諸；其皮奮奮；其行圥圥，或作齫鼄。齫鼄，詹諸也。《夏小正》：《傳》云，域也者，長股也，或曰屈造之屬也。《詩》曰：得此齫鼄，言其行齫鼄，蜠蠢，詹諸，以脰鳴者。《廣雅》云：蚥苦蠪，胡螫，蝦蟆也。《爾雅》云：鼀齫，蟾諸。郭璞云：似蝦蟆，居陸地。《淮南》謂之去蚊。又齫蟆，郭璞云：蛙類。《周禮》云：蟈氏。鄭司農云：蟈，讀為蜮。蜮，蝦蟆也。元謂蟈，今御所食蛙也。《月令》云：仲夏之月，反舌無聲。蔡邕云：今謂之蝦蟆。薛君《韓詩》注云：戚施蟾蜍。高誘注《淮南子》云：蟾，蠩蜍也。又蟈，蝦蟆也。又蟾蜍，蝦蟆。又鼓造，一曰蝦蟆。

《抱朴子·內篇》云：或問魏武帝曾收左元放而桎梏之，而得自然解脫，以何法乎？《抱朴子》曰：以自解去父血。

‖ 馬 刀 ‖

味辛，微寒（《御覽》有補中二字。《大觀

本》黑字）。主漏下赤白，寒熱，破石淋，殺禽獸、賊鼠。生池澤。

《吳普》曰：馬刀，一名齊蛤。神農、岐伯、桐君：鹹，有毒；扁鵲：小寒，大毒。生池澤、江海。採無時也（《御覽》）。

《名醫》曰：一名馬蛤。生江湖及東海。採無時。

【按】《范子計然》云：馬刀出河東。《藝文類聚》引《本經》云：文蛤，表有文。又曰馬刀，一曰名蛤，則豈古本與文蛤為一邪？

‖ 蛇　蛻 ‖

味鹹、平。主小兒百二十種驚癇、瘈瘲、癲疾、寒熱、腸痔，蟲毒，蛇癇。火熬之，良。一名龍子衣，一名蛇符，一名龍子單衣，一名弓皮。生川谷及田野。

《吳普》曰：蛇蛻，一名龍子單衣，一名弓皮，一名蛇附，一名蛇筋，一名龍皮，一名龍單衣（《御覽》）。

《名醫》曰：一名龍子皮。生荊州。五月五日、十五日取之，良。

【按】《說文》云：它，蟲也。從蟲而長，

象冤，曲巫尾形。或作蛇蛻，蛇蟬所解皮也。《廣
雅》云：蝮蛸蛻也。《中山經》云：來山多空奪。
郭璞云：即蛇皮脫也。

‖ 蚯 蚓 ‖

味鹹寒。主蛇瘕，去三蟲，伏屍，鬼注，蠱
毒，殺長蟲，仍自化作水。生平土。

《吳普》曰：蚯蚓，一名白頸螳蟥，一名附引
（《御覽》）。

《名醫》曰：一名土龍。二月取，陰乾。

【按】《說文》云：螾，側行者，或作蚓，螼
螾也。《廣雅》云：蚯蚓，蜿蟺，引無也。《爾
雅》云：螼蚓，堅蠶。郭璞云：即蜸蟺也，江東呼
寒蚓，舊作蚯，非。《呂氏春秋》《淮南子》邱蚓
出，不從蟲。又《說山訓》云：螾，無筋骨之強。
高誘注：螾，一名蜷蟺也，舊又有白頸二字，據
《吳普》古本當無也。

‖ 螻 蛄 ‖

味辛，平。主久聾、咳逆毒氣，出刺出汗。生
川谷。

《名醫》曰：一名土蜂。生熊耳及牂柯，或人

屋間。

【按】《說文》云：蠌，蠌蠃，蒲盧，細要土蜂也。或作螺蠃，螺，蠃也。《廣雅》云：土蜂，蠮螉也。《爾雅》：土蜂。《毛詩》云：螟蛉有子，螺蠃負之。《傳》云：螺蠃，蒲盧也。《禮記》云：夫政也者，蒲盧也。鄭云：蒲盧，果蠃，謂土蜂也。《方言》云：蜂，其小者，謂之蠮螉，或謂之蚴蛻。《說文》無蠮字，或當為醫。

‖ 蜈　蚣 ‖

味辛，溫。主鬼注、蠱毒，啖諸蛇、蟲、魚毒，殺鬼物、老精，溫瘧，去三蟲（《御覽》引云：一名至掌。《大觀本》在水蛭下）。生川谷。

《名醫》曰：生大吳江南。赤頭足者，良。

【按】《廣雅》云：蒯蛆，吳公也。

‖ 水　蛭 ‖

味鹹，平。主逐惡血、瘀血、月閉（《御覽》作水閉），破血瘕、積聚，無子，利水道。生池澤。

《名醫》曰：一名蜞，一名至掌，生雷澤，五月、六月採，曝乾。

【按】《說文》云：蛭，蟣也；蝚，蛭蝚，至掌也。《爾雅》云：蛭蟣。郭璞云：今江東呼水中蛭蟲，入人肉者為蟣。又蛭蝚至掌。郭璞云：未詳，據《名醫》，即蛭也。

‖ 班　苗 ‖

味辛，寒。主寒熱、鬼注蠱毒、鼠瘻惡瘡、疽蝕死肌，破石癃。一名龍尾。生川谷。

《吳普》曰：斑貓，一名斑蠔，一名龍蠔，一名斑苗，一名勝發，一名盤蚻，一名晏青。神農：辛；岐伯：鹹；桐君：有毒；扁鵲：甘，有大毒。生河內川谷，或生水石。

《名醫》曰：生河東。八月取，陰乾。

【按】《說文》云：蟹，盤蟹，毒蟲也。《廣雅》云：盤蟿，晏青也。《名醫》別出芫青條，非。芫，晏，音相近也。舊作貓，俗字。據吳氏云：一名班苗，是也。

‖ 貝　子 ‖

味鹹平。主目翳、鬼注蠱毒、腹痛、下血、五癃，利水道。燒用之，良。生池澤。

《名醫》曰：一名貝齒，生東海。

【按】《說文》云：貝，海介蟲也，居陸名飆，在水名蝸，象形。《爾雅》云：貝，小者，鯖。郭璞云：今細貝，亦有紫色，出日南，又蟦，小而橢。郭璞云：即上小貝。

‖ 石 蠶 ‖

味鹹寒。主五癃，破石淋，墮胎，內解結氣，利水道，除熱。一名沙虱。生池澤。

《吳普》曰：石蠶，亦名沙虱。神農、雷公：酸，無毒，生漢中。治五淋，破隨內結氣，利水道，除熱（《御覽》）。

《名醫》曰：生江漢。

【按】《廣雅》云：沙虱，蟔蟲也。《淮南萬畢術》云：沙虱，一名蓬活，一名地脾。《御覽》蟲豸部引李當之云：類蟲，形如老蠶。生附石。《廣志》云：沙虱，大色赤，大不過蟣。在水中，入人皮中，殺人，與李似不同。

‖ 雀 甕 ‖

味甘，平。主小兒驚癇，寒熱結氣，蠱毒鬼注。一名躁舍。

《名醫》曰：生漢中。採蒸之，生樹枝間，蛄

蝛房也。八月取。

【按】《說文》云：蛄，蛄斯黑也。《爾雅》云：螺，蛄蟖。郭璞云：载屬也，今青州人呼载為蛄蟖。

【按】《本經》名為雀甕者，甕與蛹音相近，以其如雀子，又如繭蟲之蛹，因呼之。

‖ 蜣 螂 ‖

味鹹寒。主小兒驚癇、瘈瘲，腹脹寒熱，大人癲疾狂易。一名蛣蜣。火熬之，良。生池澤。

《名醫》曰：生長沙。五月五日取，蒸，藏之。

【按】《說文》云：蛣，渠蛣。一曰天杜。《廣雅》云：天杜，蜣螂也。《爾雅》云：蛣蜣，蜣螂。郭璞云：黑甲蟲，噉糞土。《玉篇》：蜣、螂同。《說文》無蜣字。渠蛣，即蛣蜣，音之緩急。

‖ 螻 蛄 ‖

味鹹寒。主產難，出肉中刺（《御覽》作刺在肉中），潰癰腫，下哽噎（《御覽》作咽），解毒，除惡瘡。一名蟪蛄（《御覽》作蟪蛄），一名

天螻，一名蝦。夜出者，良。生平澤。

《名醫》曰：生東城。夏至取，曝乾。

【按】《說文》云：蠹，螻蛄也；螻，螻蛄也；蛄，螻蛄也。《廣雅》云：炙鼠、津姑、螻蟈、蟓蛉、蛞螻，螻蛄也。《夏小正》云：三月，蝦則鳴。蝦，天螻也。《爾雅》云：蝦，天螻。郭璞云：螻蛄也。《淮南子·時則訓》云：孟夏之月，螻蟈鳴。高誘云：螻，螻蛄也。《方言》云：蛄詣，謂之杜格；螻蛞，謂之螻蛞，或謂之蟓蛉。南楚謂之杜狗，或謂之蝤螻。陸璣《詩疏》云：《本草》又謂螻蛄為石鼠，今無文。

‖ 馬　陸 ‖

味辛，溫。主腹中大堅癥，破積聚、息肉、惡瘡、白禿。一名百足。生川谷。

《吳普》曰：一名馬軸（《御覽》）。

《名醫》曰：一名馬軸。生元菟。

【按】《說文》云：蠲，馬蠲也。從蟲皿，益聲，勹象形。《明堂月令》曰：腐草為蠲。《廣雅》云：蛆蝶，馬蚿，馬蚿也。又馬踐，蛆也。《爾雅》云：蛝，馬踐。郭璞云：馬蠲勻，俗呼馬蚿。《淮南子·時則訓》云：季夏之月，腐草化

為蚈。高誘云：蚈，馬蚿也，幽冀謂之秦渠。又《汜論訓》云：蚈足眾，而走不若蛇。又《兵略訓》云：若蚈之足。高誘云：蚈，馬蠸也。《方言》云：馬蚿，北燕謂之蛆渠，其大者謂之馬蚰。《博物誌》云：馬蚿，一名百足，中斷成兩段，名行而去。

‖地　膽‖

味辛，寒。主鬼注、寒熱，鼠螻惡瘡、死肌，破癥瘕，墮胎。一名蚖青。生川谷。

《吳普》曰：地膽，一名元青，一名杜龍，一名青虹（《御覽》）。

《名醫》曰：一名青趌。生汶山，八月取。

【按】《廣雅》云：地膽，蛇要，青蓋，青蠕也。陶弘景云：狀如大馬蟻，有翼。偽者，即班貓所化，狀如大豆。

‖鼠　婦‖

味酸，溫。主氣癃不得小便，女人月閉、血瘕，癇痓寒熱，利水道。一名蟠負，一名蛜威。生平谷。

《名醫》曰：一名蛜蝚，生魏郡及人家地上。

五月五日取。

【按】《說文》云：蛜，蛜威，委黍，鼠婦也；蟠，鼠負也。《爾雅》云：蟠，鼠負。郭璞云：甕器底蟲。又蛜威，委黍。郭璞云：舊說，鼠婦別名。《毛詩》云：伊威在室。

《傳》云：伊威，委黍也。陸璣云：在壁根下，甕底中生，似白魚。

‖ 熒 火 ‖

味辛，微溫。主明目，小兒火瘡傷，熱氣、蠱毒、鬼注，通神。一名夜光（《御覽》引云：一名熠耀，一名即照，《大觀本》作黑字）。生池澤。

《吳普》曰：熒火，一名夜照，一名熠耀，一名救火，一名景天，一名據火，一名挾火（《藝文類聚》）。

《名醫》曰：一名放光，一名熠耀，一名即照，生階地。七月七日收，陰乾。

【按】《說文》云：粦，兵死及牛馬之血為磷，鬼火也，從炎舛。《爾雅》云：熒火，即照。郭璞云：夜飛，腹下有火。《毛詩》云：熠耀宵行。《傳》云：熠耀，磷也；磷，熒火也。《月令》云：季夏之月，腐草化為熒。鄭元云：螢飛

蟲，螢火也，據毛萇以螢為磷，是也。《說文》無螢字，當以磷為之。《爾雅》作熒，亦是。舊作螢，非。

【又按】《月令》，腐草為螢，當是蠲字假音。

‖ 衣 魚 ‖

味鹹，溫，無毒。主婦人疝瘕，小便不利（《御覽》作泄利），小兒中風（《御覽》作頭風），項強（《御覽》作強），皆宜摩之。一名白魚，生平澤。

《吳普》曰：衣中白魚，一名蟫（《御覽》）。

《名醫》曰：一名蟫，生咸陽。

【按】《說文》云：蟫，白魚也。《廣雅》云：白魚，蛃魚也。《爾雅》云：蟫，白魚。郭璞云：衣，書中蟲，一名蛃魚。

上蟲、魚，下品一十八種，舊同。

‖ 桃核仁 ‖

味苦，平。主瘀血、血閉瘕、邪氣，殺小蟲。桃花：殺注惡鬼，令人好顏色。桃梟，微溫，主殺百鬼精物（《初學記》引云：梟桃在樹不落，殺百

鬼）。桃毛：主下血瘕寒熱，積寒無子。桃蠹，殺鬼邪，惡不祥。生川谷。

《名醫》曰：桃核，七月採，取仁，陰乾；花，三月三日採，陰乾；桃梟，一名桃奴，一名梟景。是實著樹不落。實中者，正月採之；桃蠹，食桃樹蟲也。生太山。

【按】《說文》云：桃，果也。《玉篇》云：桃，毛果也。《爾雅》云：桃李丑核。郭璞云：子中有核仁。孫炎云：桃李之實，類皆有核。

‖ 杏核仁 ‖

味甘，溫。主咳逆上氣，雷鳴，喉痹下氣，產乳，金瘡，寒心，奔豚。生川谷。

《名醫》曰：生晉山。

【按】《說文》云：杏，果也。《管子・地員篇》云：五沃之土，其木宜杏。高誘注《淮南子》云：杏，有竅在中。

上果，下品二種舊同。

‖ 腐婢 ‖

味辛，平。主痎瘧，寒熱，邪氣，泄痢，陰不起，病酒頭痛。生漢中。

《吳普》曰：小豆花，一名腐婢（舊作付月，誤）。神農：甘，毒。七月採，陰乾四十日，治頭痛止渴（《御覽》）。

《名醫》曰：生漢中，即小豆花也，七月採，陰乾。

上米、穀，下品一種，舊同。

‖ 苦　瓠 ‖

味苦，寒。主大水，面目四肢浮腫，下水，令人吐。生川澤。

《名醫》曰：生晉地。

【按】《說文》云：瓠匏，匏瓠也。《廣雅》云：匏，瓠也。《爾雅》云：瓠，棲瓣。《毛詩》云：瓠有苦葉。《傳》云：匏，謂之瓠，又九月斷壺。《傳》云：壺瓠也。《古今注》云：瓠，壺蘆也。壺蘆，瓠之無柄者。瓠，有柄者。又云：瓢瓠也。其摠曰匏，瓠則別名。

‖ 水　靳 ‖

味甘，平。主女子赤沃，止血養精，保血脈，益氣，令人肥健、嗜食。一名水英。生池澤。

《名醫》曰：生南海。

【按】《說文》云：芹，楚葵也；近菜類也。《周禮》有近菹。《爾雅》云：芹，楚葵。郭璞云：今水中芹菜。《字林》云：芹草，生水中。根，可緣器。又云：莃菜，似蒜，生水中。

上菜，下品二種。舊同。

‖ 彼 子 ‖

味甘，溫。主腹中邪氣，去三蟲、蛇螫、蠱毒、鬼注、伏屍。生山谷（舊在《唐本退》中）。

《名醫》曰：生永昌。

【按】陶弘景云：方家，從來無用此者。古今諸醫及藥家，了不復識。又，一名熊子，不知其形何類也。掌禹錫云：樹，似杉；子，如檳榔。《本經》蟲部云：彼子。蘇注云：彼字合從木。《爾雅》云：彼一名棑。

三合，合三百六十五種，法三百六十五度，一度應一日，以成一歲（倍其數，合七百三十名也）。

掌禹錫曰：本草例。《神農》以朱書，《名醫別錄》以墨書，《神農本經》藥三百六十五種，今此言倍其數，合七百三十名，是並《名醫別錄》副品而言也。則此下節《別錄》之文也，當作墨書

矣。蓋傳寫浸久，朱墨錯亂之所致耳。

【按】禹錫說，是也，改為細字。

藥有君、臣、佐、使，以相宣攝合和。宜用一君、二臣、三佐、五使；又可一君，三臣，九佐、使也。

藥有陰陽配合，子母兄弟，根莖花實，草石骨肉；有單行者，有相須者，有相使者，有相畏者，有相惡者，有相反者，有相殺者。凡此七情，合和時之，當用相須、相使者良，勿用相惡、相反者。若有毒宜制，可用相畏、相殺者。不爾，勿合用也。

藥有酸、鹹、甘、苦、辛五味，又有寒、熱、溫、涼四氣及有毒無毒。陰乾曝乾，採造時月，生熟，土地所出，真偽陳新，並各有法。

藥性有宜丸者，宜散者，宜水煮者，宜酒漬者，宜膏煎者；亦有一物兼宜者；亦有不可入湯酒者，並隨藥性，不得違越。

欲療病，先察其原，先候病機。五臟未虛，六腑未竭，血脈未亂，精神未散，服藥必活。若病已成，可得半癒；病勢已過，命將難全。

若用毒藥療病，先起如黍粟，病去即止。不去，倍之；不去，十之。取去為度。

療寒以熱藥，療熱以寒藥。飲食不消，以吐下藥。鬼注蠱毒，以毒藥。癰腫瘡瘤，以瘡藥。風濕，以風濕藥。各隨其所宜。

病在胸膈以上者，先食後服藥。病在心腹以下者，先服藥而後食。病在四肢血脈者，宜空腹而在旦。病在骨髓者，宜飽滿而在夜。

夫大病之主，有中風傷寒，寒熱溫瘧，中惡霍亂，大腹水腫，腸澼下利，大小便不通；賁肫上氣，咳逆嘔吐；黃疸消渴，留飲癖食，堅積癥瘕，驚邪癲癇；鬼注喉痹，齒痛，耳聾目盲；金瘡踒折，癰腫惡瘡，痔瘻癭瘤；男子五勞七傷，虛乏羸瘦；女子帶下崩中，血閉陰蝕；蟲蛇蠱毒所傷。此大略宗兆。其間變動枝葉，各宜依端緒以取之。

‖ 上序例白字 ‖

《本草經》佚文。

上藥令人身安命延，升天神仙，遨遊上下，役使萬靈，體生毛羽，行廚立至（《抱朴子‧內篇》引《神農經》，據《太平御覽》校）。

中藥養性，下藥除病，能令毒蟲不加，猛獸不犯，惡氣不行，眾妖並辟（《抱朴子‧內篇》引《神農經》）。

太一子曰：凡藥上者養命，中者養性，下者養病（《藝文類聚》引《本草經》）。

太一子曰：凡藥上者養命，中藥養性，下藥養病。神農乃作赭鞭、鈎𨨏（尺制切）。從六陰陽，與太乙外（巡字）五岳四瀆，土地所生草石，骨肉心灰，皮，毛羽，萬千類，皆鞭問之，得其所能治主，當其五味。一日（二字舊誤作百）七十毒（《太平御覽》引《本草經》）。

神農稽首再拜，問於太乙子曰：曾聞之時壽過百歲，而徂落之咎，獨何氣使然也？太乙子曰：天有九門，中道最良。神農乃從其嘗藥，以拯救人命（《太平御覽》引《神農本草》）。

【按】此諸條，與今《本經》卷上文略相似，諸書所引，較《本經》文多。又云是太一子說，今無者，疑後節之，其云赭鞭、鈎𨨏，當是煮辨、候制之假音，鞭問之，即辨問之。無怪說也。

藥物有大毒，不可入口、鼻、耳、目者，即殺人。一曰鈎吻（盧氏曰：陰地黃精，不相連，根苗獨生者，是也）；二曰鴟（狀如雌雞，生山中）；三曰陰命（赤色，著木縣其子，生海中）；四曰內童（狀如鵝，亦生海中）；五曰鴆羽（如雀，墨頭赤喙）；六曰蟖螩（生海中，雄曰蟖，雌曰螩也。

《博物誌》引《神農經》）。

藥種有五物：一曰狼毒，占斯解之；二曰巴頭，藿汁解之；三曰黎，盧湯解之；四曰天雄、烏頭，大豆解之；五曰班茅，戎鹽解之；毒菜害小兒，乳汁解，先食飲二升（《博物誌》引《神農經》）。

五芝及餌丹砂、玉札、曾青、雄黃、雌黃、雲母、太乙禹餘糧，各可單服之，皆令人飛行、長生（《抱朴子·內篇》引《神農四經》）。

春夏為陽，秋冬為陰（《文選注》引《神農本草》）。

春為陽，陽溫，生萬物（同上）。

黃精與術，餌之卻粒；或遇凶年，可以絕粒。謂之米脯（《太平御覽》引《抱朴子》《神農經》）。

五味，養精神，強魂魄。五石，養髓，肌肉肥澤。諸藥，其味酸者，補肝、養心除腎病；其味苦者，補心、養脾、除肝病；其味甘者，補肺、養脾、除心病；其味辛者，補肺、養腎、除脾病；其味鹹者，補肺除肝病。故五味應五行，四體應四時。夫人性生於四時，然後命於五行，以一補身，不死命神。以母養子，長生延年；以子守母，除病

究年（《太平御覽》引《養生要略》《神農經》）。

【按】此諸條，當是玉石、草、木三品前總論，而後人節去。

附《吳氏本草》十二條

龍眼，一名益智，一名比目（《齊民要術》）。

鼠尾，一名勁，一名山陵翹。治痢也（《太平御覽》）。

滿陰實，生平谷或圃中。延蔓如瓜葉，實如桃。七月採。止渴延年（《太平御覽》）。

千歲垣中膚皮，得薑、赤石脂，治（《太平御覽》）。

小華，一名結草（《太平御覽》）。

木瓜，生夷陵（《太平御覽》）。

穀樹皮，治喉閉。一名楮（《太平御覽》）。

櫻桃，味甘。主調中益氣，令人好顏色，美志氣。一名朱桃，一名麥英也（《藝文類聚》）。

李核，治仆僵。花，令人好顏色（《太平御覽》）。

大麥，一名穬麥，五穀之大盛，無毒，治消渴，除熱，益氣。食密為使。麥種：一名小麥，無毒。治利而不中（《太平御覽》）。

豉，益人氣（《太平御覽》）。

暉日，一名鳩羽（《太平御覽》）。

附諸藥制使

唐慎微曰：《神農本經》相使，正各一種，冀以《藥對》參之，乃有兩三。

‖ 玉、石，上部 ‖

玉泉，畏款冬花。

玉屑，惡鹿角。

丹砂，惡磁石，畏鹹水。

曾青，畏菟絲子。

石膽，水英為使，畏牡桂、菌桂、芫花、辛夷白。

鐘乳，蛇床子為使，惡牡丹、牡蒙、元石、牡蒙，畏紫石英、蘘草。

雲母，澤瀉為使，畏蛇甲及流水。

硝石，火為使，惡苦參、苦菜，畏女菀。

朴硝，畏麥句薑。

芒硝，石韋為使，惡麥句薑。

礬石，甘草為使，畏牡蠣。

滑石，石韋為使，惡曾青。

紫石英，長石為使，畏扁青、附子，不欲蛇甲、黃連、麥句薑。

白石英，惡馬目毒公。

赤石脂，惡大黃，畏芫花。

黃石脂，曾青為使，惡細辛，畏蜚蠊。

太一餘糧，杜仲為使，畏鐵落、菖蒲、貝母。

‖ 玉、石，中部 ‖

水銀，畏磁石。

殷孽，惡防己，畏木。

孔公孽，木蘭為使，惡細辛。

陽起石，桑螵蛸為使，惡澤瀉、菌桂、雷丸、蛇脫皮，畏菟絲子。

石膏，雞子為使，惡莽草毒公。

凝水石，畏地榆，解巴豆毒。

磁石，紫胡為使，畏黃石脂，惡牡丹、莽草。

元石，惡松脂、柏子仁、菌桂。

理石，滑石為使，惡麻黃。

‖ 玉、石，下部 ‖

礜石，得火良，棘針為使，惡虎掌、毒公、鶩屎、細辛，畏水。

青琅玕，得水銀良，畏雞骨，殺錫毒。

特生礜石，得火良，畏水。

代赭，畏天雄。

方解石，惡巴豆。

大鹽，漏蘆為使。

‖ 草藥，上部 ‖

六藝，薯蕷為使，得發良，惡常山，畏扁青、茵陳。

朮，防風、地榆為使。

天門冬，垣衣、地黃為使，畏曾青。

麥門冬，地黃、車前為使，惡款冬、苦瓠，畏苦參、青蘘。

女萎葳，主畏鹵荼鹹。

乾地黃，得麥門冬，清酒良，惡貝母，畏蕪荑。

菖蒲，秦花、秦皮為使，惡地膽、麻黃。

澤瀉，畏海蛤、文蛤。

遠志，得茯苓、冬葵子、龍骨，良，殺天雄、附子毒，畏珍珠、蜚蠊、藜蘆、齊蛤。

薯蕷，紫芝為使，惡甘遂。

石斛，陸英為使，惡凝水石、巴豆，畏白僵

蠶、雷丸。

菊花，朮、枸杞根、桑根白皮為使。

甘草，朮、乾漆、苦參為使，惡遠志，反甘遂、大戟、芫花、海藻。

人參，茯苓為使，惡溲疏，反藜蘆。

牛膝，惡螢火、龜溲，陸英畏白。

細辛，曾青、棗根為使，惡狼毒、山茱萸、黃耆，畏滑石、硝石，反藜蘆。

獨活，蠡石為使。

柴胡，半夏為使，惡皂莢，畏女苑、藜蘆。

菴藺子，荊子、薏苡仁為使。

菥蓂子，得荊子、細辛，良，惡乾薑、苦參。

龍膽，貫眾為使，惡防葵、地黃。

菟絲子，得酒良，薯蕷、松脂為使，惡雚菌。

巴戟天，覆盆子為使，惡朝生、雷丸、丹參。

蒺藜子，烏頭為使。

沙參，惡防己，反黎蘆。

防風，惡乾薑、藜蘆、白斂、芫花，殺附子毒。

絡石，杜仲、牡丹為使，惡鐵落，畏菖蒲、貝母。

黃連，黃芩、龍骨、理石為使，惡菊花、芫

卷三　下經

245

花、元參、白鮮皮，畏款冬，勝烏頭，解巴豆毒。

丹參，畏鹹水，反藜蘆。

天名精，垣衣為使。

決明子，蓍實為使，惡大麻子。

續斷，地黃為使，惡雷丸。

芎藭，白芷為使。

黃耆，惡龜甲。

杜若，得辛夷、細辛，良，惡柴胡、前胡。

蛇床子，惡牡丹、巴豆、貝母。

茜根，畏鼠婦。

飛廉，得烏頭，良，惡麻黃。

薇銜，得秦皮，良。

五味子，蓯蓉為使，惡委萎，勝烏頭。

‖ 草藥，中部 ‖

當歸，惡䕡茹，畏菖蒲、海藻、牡蒙。

秦艽，菖蒲為使。

黃芩，山茱萸、龍骨為使，惡葱實，畏丹砂、牡丹、藜蘆。

芍藥，須丸為使，惡石斛、芒硝，畏硝石、鱉甲、小薊，反藜蘆。

乾薑，秦艽為使，惡黃連、黃芩、天鼠屎，殺

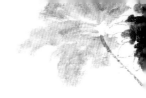

半夏、莨菪毒。

藁本，畏閭茹。

麻黃，厚朴為使，惡辛夷、石韋。

葛根，殺野葛、巴豆、百藥毒。

前胡，半夏為使，惡皂莢，畏藜蘆。

貝母，厚朴、白薇為使，惡桃花，畏秦艽、礬石、莽草，反烏頭。

栝樓，枸杞為使，惡乾薑，畏牛膝、乾漆，反烏頭。

元參，惡黃耆、乾薑、大棗、山茱萸，反藜蘆。

苦參，元參為使，惡貝母、漏蘆、菟絲子，反藜蘆。

石龍芮，大戟為使，畏蛇蛻、吳茱萸。

萆薢，薏苡為使，畏葵根、大黃、柴胡、牡蠣、前胡。

石韋，滑石、杏仁為使，得菖蒲，良。

狗脊，萆薢為使，惡敗醬。

瞿麥，蘘草、牡丹為使，惡螵蛸。

白芷，當歸為使，惡旋覆花。

紫菀，款冬為使，惡天雄、瞿麥、雷丸、遠志，畏茵陳。

白蘚皮，惡螵蛸、桔梗、茯苓、萆薢。

白薇，惡黃耆、大黃、大戟、乾薑、乾漆、大棗、山茱萸。

紫參，畏辛夷。

淫羊藿，薯蕷為使。

款冬花，杏仁為使，得紫菀，良，惡皂莢、硝石、元參，畏貝母、辛夷、麻黃、黃芩、黃連、黃耆、青葙。

牡丹，畏菟絲子。

防己，殷蘖為使，惡細辛，畏萆薢，殺雄黃毒。

女苑，畏卤鹹。

澤蘭，防己為使。

地榆，得發良，惡麥門冬。

海藻，反甘草。

‖ 草藥，下部 ‖

大黃，黃芩為使。

桔梗，節皮為使，畏白及，反龍膽、龍眼。

甘遂，瓜蒂為使，惡遠志，反甘草。

葶藶，榆皮為使，得酒良，惡僵蠶、石龍芮。

芫花，決明為使，反甘草。

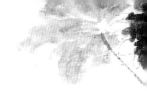

澤漆，小豆為使，惡薯蕷。

大戟，反甘草。

鉤吻，半夏為使，惡黃芩。

藜蘆，黃連為使，反細辛、芍藥、五參，惡大黃。

烏頭、烏喙，莽草為使，反半夏、栝樓、貝母、白斂、白及，惡藜蘆。

天雄，遠志為使，惡腐婢。

附子，地膽為使，惡蜈蚣，畏防風、甘草、黃耆、人參、烏韭、大豆。

貫眾，雚菌為使。

半夏，射干為使，惡皂莢，畏雄黃、生薑、乾薑、秦皮、龜甲，反烏頭。

蜀漆，栝樓為使，惡貫眾。

虎掌，蜀漆為使，畏莽草。

狼牙，蕪荑為使，惡棗肌、地榆。

常山，畏玉札。

白及，紫石英為使，惡理石、李核仁、杏仁。

白斂，代赭為使，反烏頭。

雚菌，得酒，良，畏雞子。

藺茹，甘草為使，惡麥門冬。

藎草，畏鼠婦。

夏枯草，土瓜為使。

狼毒，大豆為使，惡麥句薑。

鬼臼，畏衣。

‖ 木藥，上部 ‖

茯苓，茯神，馬間為使，惡白斂，畏牡蒙、地榆、雄黃、秦芁、龜甲。

杜仲，惡蛇蛻、元參。

柏實，牡蠣、桂心、瓜子為使，畏菊花、羊蹄、諸石、麵麴。

乾漆，半夏為使，畏雞子。

蔓荊子，惡烏頭、石膏。

五加皮，遠志為使，畏蛇皮、元參。

蘖木，惡乾漆。

辛夷，芎藭為使，惡五石脂，畏菖蒲、蒲黃、黃連、石膏、黃環。

酸棗仁，惡防己。

槐子，景天為使。

牡荊實，防己為使，惡石膏。

‖ 木藥，中部 ‖

厚朴，乾薑為使，惡澤瀉、寒水石、硝石。

山茱萸，蓼實為使，惡桔梗、防風、防己。

吳茱萸，蓼實為使，惡丹參、硝石、白堊，畏紫石英。

秦皮，大戟為使，惡茱萸。

占斯，解狼毒毒。

梔子，解躑躅毒。

秦芃，惡栝樓、防葵，畏雌黃。

桑根白皮，續斷、桂心、麻子為使。

‖ 木藥，下部 ‖

黃環，鳶尾為使，惡茯苓、防己。

石南，五加皮為使。

巴豆，芫花為使，惡蘘草，畏大黃、黃連、藜蘆，殺斑蝥毒。

欒華，決明為使。

蜀菽，杏仁為使，畏款冬。

溲疏，漏蘆為使。

皂莢，柏實為使，惡麥門冬，畏空青、人參、苦參。

雷丸，荔實、厚朴為使，惡葛根。

‖ 獸，上部 ‖

龍骨，得人參、牛黃，良，畏石膏。

龍角，畏乾漆、蜀椒、理石。

牛黃，人參為使，惡龍骨、地黃、龍膽、蜚蠊，畏牛膝。

白膠，得火，良，畏大黃。

阿膠，得火，良，畏大黃。

‖ 獸，中部 ‖

犀角，松子為使，惡藋菌、雷丸。

羖羊角，菟絲子為使。

鹿茸，麻勃為使。

鹿角，杜仲為使。

‖ 獸，下部 ‖

麋脂，畏大黃。

伏翼，莧實、雲實為使。

天鼠屎，惡白斂、白薇。

‖ 蟲、魚，上部 ‖

蜜蠟，惡芫花、齊蛤。

蜂子，畏黃芩、芍藥、牡蠣。

牡蠣，貝母為使，得甘草、牛膝、遠志、蛇床，良，惡麻黃、吳茱萸、辛夷。

桑螵蛸，畏旋覆花。

海蛤，蜀漆為使，畏狗膽、甘遂、芫花。

龜甲，惡沙參、蜚蠊。

‖ 蟲、魚，中部 ‖

猬皮，得酒良，畏桔梗、麥門冬。

蜥蜴，惡硫黃、斑蝥、蕪荑。

露蜂房，惡乾薑、丹參、黃芩、芍藥、牡蠣。

蠐蟲，畏皂莢、菖蒲。

蟶螬，蜚蠊為使，惡附子。

龜甲，惡礬石。

蟹，殺莨菪毒、漆毒。

蛇魚甲，蜀漆為使，畏狗膽、甘遂、芫花。

烏賊，魚骨，惡白斂、白及。

‖ 蟲、魚，下部 ‖

蜣螂，畏羊角、石膏。

蛇蛻，畏慈石及酒。

斑蝥，馬刀為使，畏巴豆、丹參、空青，惡膚

青。

地膽，惡甘草。

馬刀，得水良。

‖ 果，上部 ‖

大棗，殺烏頭毒。

‖ 果，下部 ‖

杏仁，得火，良，惡黃耆、黃芩、葛根，解錫胡粉毒，畏蘘草。

‖ 菜，上部 ‖

冬葵子，黃芩為使。

葱實，解藜蘆毒。

‖ 米，上部 ‖

麻蕡、麻子，畏牡蠣、白薇，惡茯苓。

‖ 米，中部 ‖

大豆及黃卷，惡五參、龍膽，得前胡、烏喙、杏仁、牡蠣，良，殺烏頭毒。

大麥，蜜為使。

上二百三十一種，有相制使，其餘皆無（三十四種續添）。

【按】當云三十五種。

立冬之日，菊、卷柏先生，時為陽起石、桑螵蛸。凡十物使。主二百草，為之長。

立春之日，木蘭、射干先生，為柴胡、半夏使。主頭痛，四十五節。

立夏之日，蜚蠊先生，為人參、茯苓使。主腹中，七節，保神守中。

夏至之日，豕首、茱萸先生，為牡蠣、烏喙使。主四肢，三十二節。

立秋之日，白芷、防風先生，為細辛、蜀漆使。主胸背二十四節。

原注：上此五條，出《藥對》中，義旨淵深，非俗所究。雖莫可遵用，而是主統之本，故亦載之。

《神農本草經》校注

輯　　者｜清·孫星衍　孫馮翼
校 注 者｜周勁草　李辰　郝洋　闞宇　馮秀梅
責任編輯｜王　璇

發 行 人｜蔡森明
出 版 者｜大展出版社有限公司
社　　址｜台北市北投區（石牌）致遠一路 2 段 12 巷 1 號
電　　話｜（02）28236031·28236033·28233123
傳　　真｜（02）28272069
郵政劃撥｜01669551
網　　址｜www.dah-jaan.com.tw
電子郵件｜service@dah-jaan.com.tw
登 記 證｜局版臺業字第 2171 號

承 印 者｜傳興印刷有限公司
裝　　訂｜佳昇興業有限公司
排 版 者｜弘益企業行
授 權 者｜山西科學技術出版社
初版 1 刷｜2023 年 11 月

定　　價｜330 元

《神農本草經》校注／清·孫星衍、孫馮翼輯，周勁草等　校注
——初版——臺北市，大展出版社有限公司，2023.11
　　面；21 公分——（中醫經典古籍；8）
ISBN 978-986-346-435-8(平裝)
1.CST：神農本草經　2.CST：注釋
414.11　　　　　　　　　　　　　　　　　112015983